艾滋感染典型病例
专业科普分析

AIZI GANRAN DIANXING BINGLI

ZHUANYE KEPU FENXI

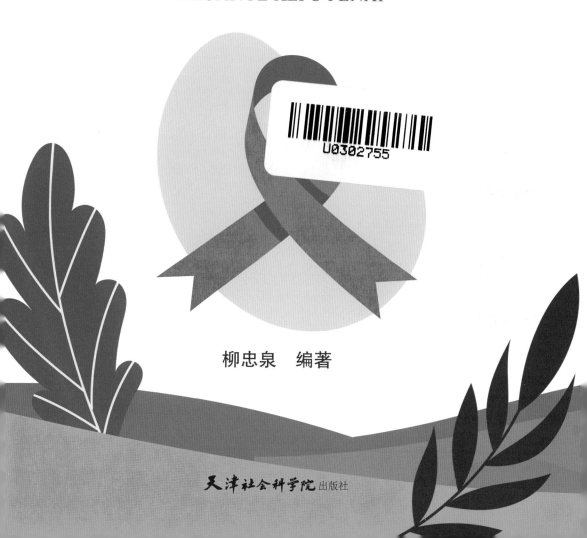

柳忠泉　编著

天津社会科学院出版社

图书在版编目（CIP）数据

艾滋感染典型病例专业科普分析 / 柳忠泉编著.

天津 ： 天津社会科学院出版社，2024. 12. -- ISBN 978-
7-5563-1039-5

Ⅰ. R512.91

中国国家版本馆 CIP 数据核字第 202420U0F3 号

艾滋感染典型病例专业科普分析

AIZI GANRAN DIANXING BINGLI ZHUANYE KEPU FENXI

选题策划：韩　鹏
责任编辑：王　丽
装帧设计：高馨月
出版发行：天津社会科学院出版社
地　　址：天津市南开区迎水道 7 号
邮　　编：300191
电　　话：（022）23360165
印　　刷：天津新华印务有限公司
开　　本：710×1000　　1/16
印　　张：12.5
字　　数：198 千字
版　　次：2024 年 12 月第 1 版　　2024 年 12 月第 1 次印刷
定　　价：78.00 元

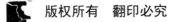

《艾滋感染典型病例专业科普分析》

主　编：柳忠泉　李　英

副主编：刘　轶　郭　燕　许　琳

编委会成员

编　委：夏建晖　张天璐　柏建芸　徐　鹏　董笑月

　　　　于茂河　龚　卉　赵芳凝　张　昭　张　清

　　　　陈　婷　从　竹　杨　菲　姜凯琦　赵颖妍

　　　　周　宁　郑雅静

前 言 /Preface

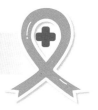

艾滋病是威胁人类的重大传染疾病,按照联合国艾滋病规划署《2023 全球艾滋病防治进展报告——终结艾滋病之路》报告显示,全球目前有 3900 万艾滋病病毒感染者,其中 2980 万正在接受抗逆转录病毒治疗,2022 年有 130 万艾滋病病毒新发感染,63 万人死于艾滋病相关疾病。

在中国,艾滋病的防控工作同样不容乐观。中国疾控中心发布的数据显示,截至 2022 年底,我国报告存活艾滋病感染者 122.3 万例,累计报告死亡病例 41.8 万例。经过各方面共同努力,我国艾滋病防治工作取得明显成效,基本阻断了经输血和血制品传播,有效控制了经注射吸毒和母婴传播,但是通过性途径感染艾滋病还没有得到有效控制。近年来,我国特别是东部沿海省份的感染者中男男同性行为传播比例逐渐上升,在很多省份成为影响艾滋病流行的最主要因素。

据多项调查显示,同性性行为活跃,性伴更换频繁,性行为使用安全套比例低,这些都是同性群体成为感染艾滋病的重点人群。近年来,各类手机交友软件也极大地方便了陌生人之间"一夜情"等性行为的发生,很多感染者可能存有一次侥幸心理,但很遗憾就不幸中招,还有新型毒品助兴剂的使用,这些都给艾滋病防治带来了新的挑战。

感染者中以中青年性活跃人群为主,但是老年人和青年学生感染也不容忽视。近年来,我国每年新发现青年学生病例 3000 例左右,他们绝大多数都是男

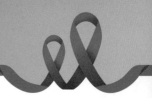

生，主要通过性途径特别是男男同性性传播。这必须引起社会各界、老师和家长的重视。应该让孩子尽早了解一些艾滋病的知识，增强防护意识，了解到艾滋病并不遥远，艾滋病不能通过外表看出来，不要存在侥幸心理，抵制一时诱惑。不要发生不安全的性行为，发生了不安全的性行为也要懂得及时阻断，让自己远离艾滋病威胁！

通过这些案例大家还可以了解到，艾滋病不是绝症，可防可治，但是我们也不能忽视它。一旦感染，目前需要终身服药，带上这一枷锁，给自己的学习、生活和工作都带来巨大的压力与困难。

作为艾滋病防治工作者，日常工作中我们接触了大量的艾滋病感染者，每个人的感染经历又各不相同，很多时候我们是这些感染者唯一信任的人。我们越来越觉得有必要把他们的故事呈现给更多的人，让大家了解真实的艾滋病，给更多人以警醒。在征得被访谈对象的同意下，我们邀请经验丰富的媒体记者和防艾工作者一起对这些感染者进行深入访谈，通过记者的视角了解这些感染者背后的故事。

在艾滋病防治队伍中，社会组织也发挥了重要的作用，他们往往具有接近高危人群和感染者的优势，在高危人群宣传教育、干预动员检测和关怀方面做了大量的工作，是我国艾滋病防治工作中不可或缺的力量。本书所开展的调查得到了"深蓝公共卫生咨询服务中心""艾馨家园"两个社会组织的大力支持，再次一并表示感谢！

希望我们人人做自己健康的第一责任人，远离艾滋病威胁！

2024 年 9 月

目 录 /Contents

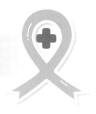

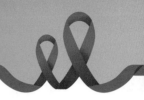

第一章
他们的故事

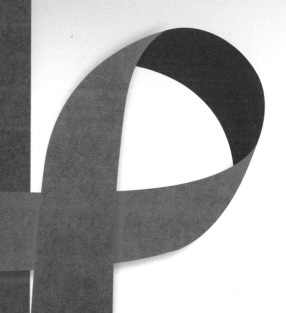

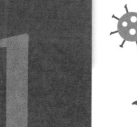

1

CHAPER

注：为保护患者隐私，
文中人物均使用化名

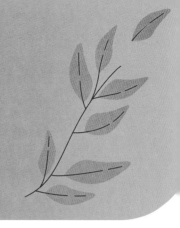

最爱的人却将艾滋病传给自己

有的人为钱而生，有的人为名追逐，而大齐说，他是那种为情而活的人。十来岁的时候，大齐就知道自己是喜欢男人的，而且喜欢比自己年龄大很多的大叔类型。18 岁时单恋过自己的哥们，20 岁时和第一个男人同居，快 30 岁才等到了真爱。没想到，他求了 10 年才得到的爱人，却是个花心大萝卜，还将艾滋病传给了自己。母亲接受不了他感染 HIV 的事实，患上了抑郁症，并和父亲离婚了，最近又查出了癌症。大齐说，这个家成为现在的样子，都是因为自己……

与大叔相恋最后同居

大齐从小身体不好，遗传了母亲的先天性心脏病，初中时又查出了癫痫的问题，一直需要服用药物控制。不知是身体的原因，还是心里需要被人保护，大齐从小不喜欢女孩子，而喜欢比自己大很多的男人。18 岁那年，他在牌摊上打扑克，认识了一个比自己年长几岁的兄弟，两个人一直以好兄弟的身份相处。大齐知道，这就是他喜欢的人，可是自己不敢表达，毕竟这不是男女之间的感情，而是同性相恋，他不知道对方的想法。即使不能表白，大齐觉得两个

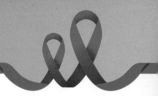

人能经常见面，打打牌、聊聊天，也很知足。但是，渐渐地，这个好兄弟察觉到大齐的异样，便与他疏远，最后断了联系。大齐心中的初恋就这样结束了。

从那之后，大齐觉得找不到自己喜欢的人，就找一个喜欢自己、对自己好的人吧。在职专的时候他开始上网，从网络聊天室认识了老方——大齐的第一个男人。那一年，大齐 20 岁，老方 47 岁，两个人在一起相处了七年。刚开始交往的时候，老方每天都会去学校接大齐吃饭、逛街，这样的日子持续了一年多。大齐说，那时候自己很单纯，觉得老方对自己很好，虽然他只有老方一个男人，但对于老方偶尔在外面的"偷嘴"，并不是非常介意。

两个人交往的第五年，老方生病住院了，大齐在医院照顾了他 21 天，让老方非常感动。那之后，两个人租房同居了，但他们都没想到，真正生活在一起后，他们之间反而积累了越来越多的矛盾，最终没有逃过"七年之痒"而分手。

被最爱的人传上艾滋病

与老方分手后，大齐发誓，不再过这种平平淡淡的生活，一定要找一个自己爱的人。很长一段时间，他没有恋人，而是认识了不少朋友，也经常和这些朋友们一起吃饭喝酒。在一次饭局上，大齐认识了比自己大 13 岁的利军，利军豪爽、大方、不拘小节，他身上那种与众不同的气质深深吸引了大齐。遇上了自己喜欢的人，大齐便开始热烈追求，最终两个人在一起了。

交往久了，大齐发现利军是一个非常花心的人，爱玩、爱疯，他对朋友非常仗义，但是对自己亲近的人却很不好。两个人相处了两年，在这期间利军差点因为艾滋病丢了性命，而大齐也被他传染了。

大齐回忆说，两个人刚认识的时候，利军可能已经感染了艾滋病。因为那时候他经常会发烧，但大齐一直以为是利军冬天穿衣服太单薄造成的，也没有想太多。这些年，大齐交往的两个男朋友都是本地人，年纪大、有家庭、有孩子，他觉得这样的人比较安全可靠，不会在外面胡来，所以从没有使用过安全

套。用他自己的话讲，"没有这个习惯"。可是，大齐万万没想到，他认为如此安全的人，却将艾滋病传染给自己。

2016 年初，身边的朋友劝大齐去检查，这个朋友说，利军以前的私生活非常混乱。大齐去检查之后，发现并没有感染。这下，他更加放松了警惕，觉得利军可能是得了其他病，不会是艾滋病那么严重。

在随后的半年里，利军的身体状况越来越差，不仅常常发烧，还出现了无力、消瘦、腿疼的症状，大齐劝他去医院检查，利军却说什么也不去。直到利军口腔、食管都长了鹅口疮，他还死撑着不去检查。大齐说："你不去，我去！"这一次，大齐被查出感染了艾滋病。当他把检验报告单拿给利军后，利军还是不肯就医。大齐买来了试纸，硬逼着利军做了检测，结果是阳性。

来到医院就医时，利军的身体状况已经很危险，CD4 仅有不到 20 个 / μL（正常值为 500—1600 个 / μL）虽然自己也感染了艾滋病，但大齐心里想的都是要救利军，只要能把他救活，自己的病无所谓。经过十多天的住院治疗，利军的病情稳定了。

患难见真情，利军将艾滋病传给了自己，大齐并没有怨恨，反而无微不至地照顾利军，希望能够通过这一切唤醒他。大齐认为，两个人都感染了艾滋病，又共同经历了生死，余生就可以一起了。可是，他还是错了。利军身体渐渐恢复后，又开始了拈花惹草的糜烂生活，全然不顾自己是个感染者的事实。这一次，大齐彻底失望了，和利军分了手。

母亲无法接受与父亲离婚

一个人静下来的时候，想到自己感染艾滋病的情况，大齐总感觉很压抑。2019 年初，他把这件事告诉了父亲，那天夜里，父亲给母亲打电话时痛哭流涕，但没有告诉她大齐感染的消息。

后来，当母亲得知这个消息时，她彻底崩溃了，那段时间她患上了抑郁

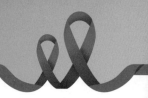

症，觉得这一切都是因为父亲对孩子疏于管教造成的，又担心大齐和弟弟生活在一起会传染艾滋病，因此和父亲离了婚。这个原本幸福的四口之家就这样散了。母亲本身就有先天性心脏病，最近又查出甲状腺癌，这一切，大齐觉得都是自己造成的。大齐不知道接下来的路要如何走，他只希望自己的家人、朋友都能健康、平安。

> **知识点** 与未知感染状况的人发生性行为前有必要做检测
>
> 　　HIV 感染者和艾滋病病人是艾滋病唯一的传染源，且感染者可能长时间没有任何症状、体征，但有传染性，而不少感染者并不知道自己的感染状态，或者出现症状时不会联想到艾滋病，忽略了防治措施。本篇中大齐就是在不知道利军已感染的情况下，一直与他发生无保护措施的性行为而导致感染艾滋病的。通过 HIV 抗体检测咨询，使感染者尽早了解自己的感染状态，获取艾滋病防治的相关知识，做好有效防护，预防艾滋病通过性行为传播给他人，对减少艾滋病的二代传播有着重要意义，同时可以尽早获得抗病毒治疗，提高生命质量。对检测阴性者，可以通过咨询检测服务获取相关知识，这对改变高危行为，继续保持阴性，减少艾滋病传播有着积极的意义。

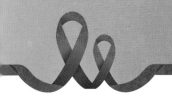

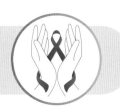

唯一一次网约不慎感染

大三时，卜飞才确定自己的性取向——喜欢同性。

2018 年，卜飞去医院拔牙，在例行验血时发现自己感染了 HIV。

2017 年，一个与卜飞在网上聊了很久的同性网友来出差时，两人发生了性行为。卜飞说那是他第一次，也是唯一的一次与同性发生性行为。卜飞说："我这快 30 年，就这一次约了（同性网友），就这一次就被感染了。"卜飞说话的时候嘴唇一直在发抖……他自己说，"卜飞"就是"不飞"的意思，觉得未来没有希望了。

偏离人生规划希望渺茫

卜飞的父亲已经过世，他是家里的独生子，母亲身体也不是很好。一直以来，卜飞都是按部就班地生活，对自己将来的职业规划方向是教育系统，知道自己被感染后，卜飞说："我这个年龄，工作之后又考研，就是为了能有份稳定工作，现在感觉没有希望了。"

自确诊后，卜飞每天晚上都睡不着，整天在网上查寻和 HIV 有关的信息。卜飞也电话联系过与他发生关系的网友，对方一直不承认自己患病，卜飞说："我让他检查，他也不去，还拿假的检验报告照片来骗我，我当时很生气，骂了他。"据卜飞回忆，对方应该知道自己是 HIV 感染者，故意传染给卜飞。

对于自己感染 HIV 的事，卜飞没有和任何人说过。他开始喜欢独来独往，与朋友间的接触也越来越少了。卜飞说："现在即将毕业，班里的几个男生经常

聚餐，我都是在推脱。回到宿舍，也很少和室友说话。以前还会经常一起开玩笑，自从感染（HIV）之后，就慢慢地远离他们了。"

隐瞒自己病情独自承担

卜飞的母亲一直在催促他结婚生子。2019 年 6 月，家里人给卜飞介绍了一个女孩，彼此都比较满意。卜飞说："我想结婚过正常的生活，她是老师，我心里想的是我毕业后也当老师，双方都有稳定工作。后来我被检查出来感染了HIV，就立马和女孩断了联系。"现在的卜飞，面对母亲的一再催促，又不能告诉母亲自己患病，内心十分苦恼。卜飞说："我是能躲就躲，尽量不回家，不知道该如何解释。"

如果不是因为拔牙验血，卜飞根本没有想过自己会感染上 HIV。他说："在与那个人（网友）发生性行为的时候，开始那不到一分钟时间，是没有采取任何保护措施的，对方说没有安全套。后来在我的一再坚持下，才采取了保护措施。只是没有想到，就那不到一分钟的时间，让我染上了这个病（HIV）。"卜飞悔恨不已。

在发现被感染 HIV 之前，卜飞是没有窗口期症状的，只是一直感觉疲惫。如今卜飞已经接受治疗服药 4 个月了，严格按照医嘱去做，身体状况明显变好。

由于原本的生活规划、人生目标被打乱，卜飞一直难以接受。目前，卜飞在做一些兼职，他说："现在只想多挣一点钱，尽可能去完成母亲的心愿。"

记者的话

这是我第一次近距离了解 HIV 感染者，卜飞给我的印象就是"老实人"。采访结束时，我只有一种感觉，原来 HIV 对我们来说是"那么远又这么近"。

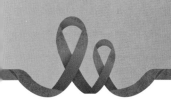

知识点 ▶ HIV 离青年学生并不远

故事中的卜飞，第一次与网友发生性行为便中招，告诫大家侥幸心理万万不可有。艾滋病其实离我们并不遥远，男男性行为人群是艾滋病传播的高危人群，传播速度快，感染形势不容小觑，哨点监测显示我国该人群艾滋病病毒感染率达到 7%—8%。

截至 2022 年底，我国报告存活感染者 122.3 万，其中男性同性性传播占 25.6%。艾滋病疫情以男男同性性传播为主，截至 2023 年 10 月底，我市累计管理现存活艾滋病病毒感染者和病人 7291 例，其中同性传播占 79.40%。

另外，近年来我国每年新报告青年学生病例 3000 例左右，我市平均每周都报告青年学生病例主要都是男男同性性行为感染。因此艾滋病不遥远。坚持每次正确使用安全套，可有效预防艾滋病经性途径传播，提醒大家注意选择质量合格的安全套，确保使用方法正确。

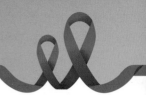

因为"不懂"糊里糊涂被"初恋"感染

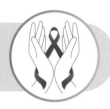

小小从小就喜欢同性。

2017年4月，小小突然发烧，连续多日体温都是38℃左右。打退烧针只能见效几个小时，然后体温又回升继续发烧，这种症状持续了一周左右。小小有些担心，因为在两个月前，小小曾与自己的初恋发生了无保护措施的性行为。（小小初恋的男孩，是通过聊天软件认识的，比小小大一岁。）

2017年初，小小与初恋确定了恋爱关系。确定关系不久，小小与对方就发生了性行为。小小说："因为自己完全没有经验，也不是很懂，所以每次做爱时，从不采取保护措施。"那时初恋经常会以同学的名义住在小小家，两人亲密接触比较频繁。在小小的认知中，觉得HIV离自己很远，完全没有意识到自己会被感染，而且在学校接受这方面的性教育也比较少，同学间都是羞于启齿的感觉，并没有自我保护意识。

小小的一个朋友，也是HIV感染者，小小发烧初愈时，这位朋友就提醒他应该做个测试，小小因为前一段莫名发烧对自己有所怀疑，也决定测试一下。于是这位朋友就带着小小找到了"艾馨家园"的勇哥，勇哥为他提供了很多帮助。小小说："第一次用试纸测的时候，当时只显现一条杠，我还挺开心的，但过了一会儿，试纸反应线就有一点点痕迹出现。他们就说我应该是被感染了。"

心情复杂多变正式确诊才告知家人

后来小小去了疾病预防控制中心,一共去了三次,第一次检测后被告知"不确定",第二次赶上节假日公休,第三次检测确诊感染。

在被告知"不确定"的那些日子,小小经常会和"闺蜜"哭诉,他很担心、很害怕。在临近出诊断结果的那几天,小小的"闺蜜"一直陪着他。小小说:"疾控是电话告知我的,当时听到已经确诊的消息,手都哆嗦了,对方让我记一下相关数值,笔都拿不了了,是'闺蜜'帮我接的电话记下数值。"

小小确诊以后就开始接受治疗,他没有直接告诉父母,而是先告诉了家里的一个亲戚,他的婶婶。婶婶和小小商量后,将生病的消息告诉了小小的哥哥。哥哥很担心弟弟,又带小小去第一中心医院检查。在得知小小已经被疾控中心确诊之后,一中心的医生说:疾控中心在这方面(HIV 确诊试验)是比较权威的,我们也是把血样送到他们那里检验,所以,疾控中心确诊说是,那就应该不会错的。"

哥哥觉得还是应该告诉小小的父母,考虑到父母的接受能力和身体状况,小小的哥哥和嫂子决定分别告诉父亲和母亲。小小的母亲脾气比较急躁,而且血压高,小小:"当我嫂子和我妈说完我得病的事,我妈当时就瘫在沙发上了,吓得我嫂子赶紧让我哥去买药。我妈平静了一会儿,就说'我现在回家,小小还在家呢,我回去给他做饭'。我妈的反应没有想象中那么激动。"小小说,一开始想瞒着父母的,但是治疗前期的检查费用自己也拿不出来,去疾控中心检查的路费都是"闺蜜"资助的,而且迟早也是要告诉父母的。

刚开始服药的那些天,小小心里也是很忐忑的。他说:"那时每天只想一个人待着,就是静静地在床上躺着,也不想说话。"那段日子,"闺蜜"经常找小小一起吃饭、玩游戏,用各种方法转移小小的注意力……渐渐地,小小的心情好了起来。

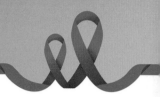

不被理解内心纠结对爱情生活仍充满希望

小小的所有"闺蜜"都是女孩子，她们知道小小是同性恋。自从家人知道小小感染 HIV 之后，也就知道了小小的性取向。哥哥问小小："你同性恋到底图什么？是好玩，还是有人误导你？"小小说："都不是，我就是先天的，就是喜欢男生。"小小的妈妈经常会在网上查关于矫正同性恋的信息，并告诉小小是可以矫正的。小小说："我妈总说我要是不结婚不搞对象，怎么和我爷爷奶奶交代……我在家里总是表现得没心没肺、厚脸皮的样子，实际上自己一个人或者和'闺蜜'在一起的时候，也会想到或讨论这个问题，感觉压力挺大的，有时也会哭，心里很纠结，一会儿觉得他们不理解我，一会儿又觉得他们是为我好。"

自从家人知道他患病，对他管得更严了，尤其是妈妈。小小说："感觉他们恨不得让我 24 小时都待在家里，一旦我要出门，就会被盘问得很清楚，干什么去、和谁一起、几点回来……因为我每天晚上 10 点要吃药，所以我妈规定我必须晚上 9 点之前到家，否则就一个电话接一个电话地催我，弄得我心里挺烦的，感觉一点自由和空间都没有。"

小小从去年开始患病后，在"病友圈"里也交往过男朋友，也会发生关系，但是都会采取措施。他说："我不会结婚，要么一直单身，要么就找一个情投意合的男朋友，但不会找个女生结婚的。"

因为感染了 HIV，以前所学的专业在将来就业时会受影响，所以小小重新调整了专业。同时也希望能为其他感染者做一点志愿服务。小小说："同性恋人之间，在发生关系之前最好都做一次艾滋病病毒检测，对自己负责，也是对他人负责。而且，一定要采取安全措施。"通过积极接受抗病毒治疗，现在的小小感觉挺好，恢复了正常生活，该吃吃、该玩玩，对未来的生活充满期待。

> **知识点** 艾滋病检测的相关知识

检测不仅可以了解性伴感染状况，更安全放心地发生性行为，也有助于及时了解自己的状况，一旦发现不幸感染，应立即寻求帮助，尽早治疗。HIV 抗体检测的样本包括血液、干血斑、尿液和口腔黏膜渗出液等。HIV 抗体筛查试验方法主要有酶联免疫吸附试验（ELISA）、化学发光或免疫荧光试验（CLIA/IFA）和快速检测方法（RT）等。初筛有反应样本还需要进一步做补充试验，如果补充试验阳性才说明感染率 HIV。文中小小在疾控中心第一次检测"不确定"，结合他的高危接触时间，有可能是在"窗口期"，出现这种情况需按照医生建议进行进一步随访检测。有检测需求者可以到当地疾病预防控制中心或者具备 HIV 初筛实验室的医疗机构进行检测。疾控和医疗机构的艾滋病自愿咨询检测门诊能提供免费保密的咨询检测工作，可以在微信搜索"易约检"小程序找到附近可以检测的机构，免费预约检测。

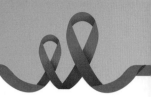

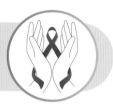

与死神擦肩而过让我懂得了生命可贵

"你好，叫我饭饭吧"，一个瘦瘦的男孩，礼貌地伸出手向记者问好。谁也想不到这个爱笑的男孩曾经与死神擦肩而过，曾经饱受病痛的折磨。今天，他敞开心扉，和记者聊起那段时光抹不掉的记忆。

饭饭说，他从小就发现自己跟大多数男生不太一样，高一那年，当班里的许多男孩给女生写情书、送小礼物时，饭饭就发现自己对女孩没有什么兴趣。反而，和学校里的一个男孩接触时，他发现自己慢慢对他产生了好感。这时，饭饭意识到自己喜欢的是男孩子。

上大学期间，由于现实生活中没有自己的"同类"，饭饭便开始从同性社交软件上交友，与网友第一次见面便约在对方家中发生了性关系，那也是他第一次与男性发生关系。令饭饭没想到的是，对方在中途摘掉了安全套。悲剧，也从这一次开始了。

在大学毕业时，饭饭刚找到第一份工作，就被查出来感染了尖锐湿疣，由于反复发作，半年多时间内他独自往返于医院，忍痛不打麻药激光点掉病灶，疼痛使他无心工作，于是频繁更换工作。半年来，他独自一人默默承受着病痛。

在病情稳定下来后，饭饭在新工作岗位上刚工作几个月，又发现腿上出现紫癜，到医院检查后确诊为免疫性血小板减少，随即凌晨输血，转天住院进行输液化疗。由于多次大量输入激素，原本清瘦的饭饭体重激增，长到将近180斤。那一阵，他不敢照镜子，原来追求时尚的他，买衣服也变得只看大小不看款式。

　　住院两个月时间，血小板稳定后，饭饭出院了，每天过着熬药、喝药的生活。然而，好景不长，几个月之后，饭饭开始出现上楼气喘的现象，很快又变成只要一动就要喘很久。此时，他去医院检查后发现两肺全白，立即住进了 ICU。

　　经过一个月的治疗，正赶上 2014 年的春节。当亲戚朋友忙于走家串户拜年时，饭饭一家三口却在医院度过，饭饭躺在病床上听着外面的烟花爆竹声，想到外面的热闹，又想到自己仍然不见好转，还要父母在医院陪着，心里十分痛苦。此时，医院要求他做气管镜检查肺部，并且要先检查 HIV。然而，一个更坏的消息传来了……由于当时情况紧急，医生直接对饭饭的父亲说："孩子的 HIV 是阳性，转天必须出院，转到传染病医院。"这个消息犹如晴天霹雳，饭饭看到确诊报告对父亲说："我想回家，死我也要死家里！"

　　饭饭的父亲来不及悲痛，一心只想儿子能活命就好，急忙联系传染病医院的医生。不巧的是，传染病医院床位已满，父亲听到这个消息后，顾不上男人的颜面，扑通一下跪在了医院的门口，号啕大哭，祈求医生说："您一定要救救我的儿子！求求您想想办法！"医生把颤抖的父亲搀扶起来，答应帮忙调配床位。最终，饭饭被告知转天直接来传染病医院。

　　第二天，饭饭带着氧气袋，一家三口打车前往传染病医院治疗，当时，饭饭哪怕只是从轮椅转移到病床上也要喘半天气。他进行了正规的肺部感染治疗，一个半月时间，吸掉了多罐氧气。由于饭饭需要人照顾，父亲日夜陪伴，将近 4 个月，父亲从来没回家洗过澡。而饭饭母亲刚刚脑梗出院，她独自往返于家和医院送饭。看到此情此景，一直和父亲关系不好的饭饭流下了眼泪，仿佛一瞬间长大了。"是父母给了我两次生命，我以后一定好好吃药，好好活着，给他们养老送终"，饭饭说。

　　饭饭的肺部感染治好了，出院后两个月内，他又频繁发病，多次住院。之后由于免疫重建又查出肺结核，他又开始往返于家和医院，半年结核病治疗期间，由于药物冲突，饭饭脸色蜡黄，骨瘦如柴，最瘦的时候只有 40 公斤，而且

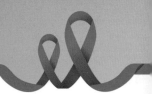

脱发严重，关节酸疼无法动弹。那时的饭饭情绪十分不稳定，家里的一点声响，都会让他烦躁不止。结核治疗停药后，又经过半年多的恢复期，其间体重恢复、脸色趋于正常。

从鬼门关转了一圈的饭饭，身体恢复后，万分感慨地说："与死神擦肩而过让我懂得了生命可贵，活着真好！"随即，饭饭同父母正式宣布"出柜"了，父亲开始有些无法接受，但后来，想到一家人健康才是最重要的，也慢慢接受了饭饭是"男同"的现实。

饭饭每天遵医嘱吃药，身体慢慢好转，他也重新振作起来，经朋友介绍来到一家公司工作。虽然工资不高，但是饭饭很满足，觉得还能活着、还能工作真好。后来，正值公司快速发展期间，饭饭把握住内部竞聘的机会，转入管理岗位。工作至今，和最初比起来已经很有起色，工资慢慢也高了起来。饭饭说："已经耽误了两年的时间，不能再辜负自己的青春和未来。"

相比其他向父母隐瞒病情的病友，饭饭感觉自己很幸运，而且在机缘巧合下，又重新获得了爱情，男朋友懂他、照顾他，饭饭说："为了伴侣的健康，我们目前的性生活都采取好安全措施。"

经历了病痛——绝望——恢复，让饭饭不再畏惧。每当遇到困难的时候，他经常会看看自己身上由于之前大量输入激素导致的"肥胖纹"，然后问自己："会比死亡更可怕吗？如果没有，那么就不用害怕，勇敢面对，任何事情都会有解决的办法。"饭饭说："只有真正经历过死亡的灵魂，才知道什么叫目标；只有真正经历过病痛的灵魂，才知道什么叫无所畏惧；莫提往事，只奔前程，如果有对不起的过去，那请好好珍惜眼前。"

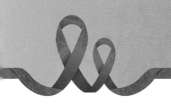
知识点 每天按时服药，定期随访，规范治疗，寿命、生活状态基本与健康人一致

众所周知艾滋病是一种致死率高、严重威胁人类健康的传染病，目前尚无有效疫苗可以预防，也没有特效药物可以治愈。同时艾滋病往往伴随着尖锐湿疣这样的多种性传播疾病而生。艾滋病本身损害免疫细胞，破坏机体免疫，"饭饭"的肺炎和肺结核就是由于免疫低下而造成感染的。因此艾滋病能够造成严重疾病，甚至死亡。

近年来，我国传染导致死亡病例中，绝大多数是因感染艾滋病而死亡，虽然如此，一旦不幸感染艾滋病病毒，也不要过于担心害怕，随着治疗技术和治疗药物的发展与进步，目前艾滋病已经变成了一种可控的慢性病。很多科学研究表明，感染艾滋病病毒之后及时接受抗病毒治疗，遵医嘱按时服药，服药过程中定期接受随访与相关检测，能够明显改善机体状态，延缓疾病的进展，减少因艾滋病引起的死亡。科学研究表明，经过规范有效治疗的艾滋病病毒感染者及艾滋病病人健康状态同未感染艾滋病病毒的人一样，期望寿命能够达到同健康人一样的水平。就如"饭饭"一样，接受规范治疗后从死亡线上站起来，恢复到以往的健康状态，继续工作、生活，可以如以往一样怀揣希望迎接每天升起的太阳。

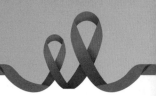

花季少年永远无法再圆护理梦

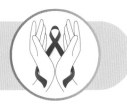

今年 25 岁的韩可应该是一名优秀的护士，那是他最爱的职业，可因为艾滋病，今后他都与"护士"无缘。如今，一年换了四份工作的他，也不知自己的未来在哪里……

接受男同学示爱成为"男同"

在高中时期，韩可结交过女朋友，并相处过一段快乐的时光，但最终还是因为种种原因分手。高三那年，一名男同学频频向韩可表达爱意。或许是正处于青春朦胧期对此感到好奇，韩可接受了他。

随着紧张的高三生活结束，两人毕业了。韩可考上了一所医学高等专科学校的护理专业，男友考入了另一所大学，但两人始终保持着联系。两个人的学校虽不在一个城市，却也相隔不远，他们的交往就像普通男女朋友，经常你来我往聚在一起。

如此，两个人从高三开始共相处了将近两年的时间。

第一次危机来临

大一的下半学期，因为感情不和，韩可和男友分手了。

大二上学期的某一天，韩可突然腹泻、低烧，作为护理专业的学生，多少还是懂一些基础的用药知识，他买了退烧药和止泻药，但服用后并没有效果。此时，韩可的心突然提了起来，犯起了嘀咕。由于学习护理专业，老师在教学

中也会提到一些关于艾滋病的内容，这也让韩可对于艾滋病有了初步的认识。

一想到自己之前的经历，韩可就觉得不踏实，他壮起胆子到当地的疾控部门进行了检测。然而面临的心理压力太大了，韩可觉得自己无法接受这个事实。在检测结束后，他扔掉了手机卡，重新换了新号码。年轻的他认为，这样自己永远就不会知道最终的结果。

虽然手机卡换掉了，但这种惶恐的心态一直伴随着他。回到学校后，同学以为他遇到了什么困难导致心情不佳，纷纷送来安慰。但只有韩可自己知道他怕的是什么，却又绝不能告诉任何一个同学。这件事始终在他心里作祟，他睡不好觉，吃不下饭，上课注意力不集中……

年轻人终究能用时间来治愈心里的困惑，随着时间的流逝，这件事慢慢在韩可的心里淡了下来。上学、实习、工作，一切按部就班。

🌿 顺利入职成为护士 🌿

拿到护士从业资格证后，韩可在一家私人医院入职，工作了一段时间。后来，他听从家人的意见，回到了家乡一家公立医院工作。那年年底，医院统一为新员工办理入职手续。此时，体检这一项又再次触动了韩可的神经。他学过护士，知道"黄管"抽血有可能就会检验艾滋病，他再次惶恐了。当时是家人的关系介绍进入这家公立医院的，如果被查出来患了艾滋病，那么家人和朋友就全部都会知道。这不仅是自己的事情，更牵扯了很多人。

想到这些，韩可的心里更加不安。他在入职体检前选择了辞职，来现在的城市投奔在这生活的父亲。这里只有父亲一人，没有其他的亲人和朋友，这种陌生的环境让他心情多少能够放松一些。

此时距离大二那次验血已经过去了两年多。韩可不知道自己除了做护士还能够做什么，于是他找了一家私立医院，默默从事了老本行。入职时，他也去三甲医院体检，但此次没有"黄管"，于是韩可顺利入职。

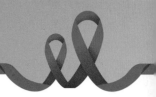

一通电话击溃最后心理防线

工作一年后，韩可从这家私立医院跳槽到了一家公立二甲医院。而这一次的入职，他没有逃过血液检测。2017年12月初，疾控部门电话通知了他本人。韩可接到电话的时候平静地听完了工作人员的情况告知，而挂掉电话后，他彻底崩溃了。担惊受怕了几年，终于还是等来了确诊通知。虽然做过无数次思想准备，但此时韩可的内心还是慌乱无比，不知如何面对。那一天，他痛哭了一场。回忆起过往，韩可认定是那个高中的同伴将艾滋病毒传染给了他，但此时他们早已没有了联络。

冷静下来后，他和护士长说明了情况，护士长又带着他找到了人事科主任。韩可说，他要辞职。人事科主任了解情况后，他办理了离职手续。也是从那时起，韩可开始正式服用药物。

彻底离开护理行业

韩可大学学习护理，毕业后又一直从事护士行业。辞职后的他不知自己还能做什么，他真的热爱护士这个行业。于是，他再次找到了一家私立医院，经验丰富的他顺利入职。仅过了几个月，由于工作出色，医院一纸任命，将他提升为部门负责人。

可就是这次升职，又再次中断了韩可的工作。要想接手这个工作，就必须在规定的三甲医院进行全面体检，甲、乙、丙肝，梅毒，HIV等检测一样不落。

前往医院检查的情景至今还深深地刻在韩可的脑海中。他和父亲二人开车来到医院，停车后坐在车里久久没有打开车门。两人都像热锅上的蚂蚁，内心在煎熬。两人甚至想过，父亲去替他抽血，但最终他们还是没有这样做。即便瞒得了这次，下次呢？下下次呢？总会有瞒不住的时候，自己也时时刻刻都在提心吊胆。

韩可对护士职业是热爱的，即便得知自己患了艾滋病后，他也不舍得离开，只能处处小心。想到之前自己在手术室工作时，不小心被治疗盘割破了手指，他整个人都慌了。他拼命用酒精、泡腾片擦拭沾染了自己血迹的盘子，其他人都下班回家了，韩可还在清洁。他担心别人会因此感染艾滋，而他又是那么不愿意伤害别人的人。

想到这些，韩可最终没有去体检，而是回到医院递交了辞职报告。他要彻底离开护理行业。

对未来没有期待

如今的韩可因为接受药物治疗比上大学的时候瘦了20斤，他曾经在医疗行业工作，知道服用这种药物可能会出现脂肪转移等副作用，但现实的经济条件又不允许他服用进口药。韩可已经出现了腹泻、便黑的情况。他难以想象今后自己会变成什么样子，更不能接受自己在末期治疗的样子。

辞职不到一年，韩可不停地换工作，教育顾问、销售、医美、导购，他不知道自己能做好什么。韩可怀念自己学生时代当班长的样子，还会回想起当年积极向上的自己，而现在，不工作的时候，韩可最愿意自己待在家里，不会主动找别人聊天，和父亲住在一起也会将所有生活用品分开，饿了就吃，困了就睡，不想和别人有太多交集。他不知道自己的明天是什么样子……

知识点 **如何早期发现感染艾滋病毒，并积极进行治疗**

像故事中的韩可一样，许多人在不知不觉中感染了艾滋病毒，又在无意中传染给了别人。感染艾滋病毒后很多人第一个想到的是保密，他们对艾滋病一知半解，一旦感染上了则惶惶终日；第二个是感到悲观，不知所措，更感到羞于见人而不敢找医生，直到万不得已

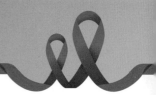

才去就医，从上述例子可以看出这样的想法和做法既害己又可能害人。正确的做法应该是早检测、早期发现感染，并积极进行治疗。

韩可的故事给我们以下警示和提示：

感染艾滋病急性期症状："韩可突然腹泻、低烧"——这种急性感染通常发生在接触病毒后一周到十天左右，临床症状一般都很轻微和短暂，病人出现发热、皮疹、淋巴结肿大，还会发生乏力、出汗、恶心、呕吐、腹泻、咽炎等症状。在被病毒感染 2—6 周后，进行血清 HIV 抗体检测可呈现阳性反应。

艾滋病如何检测："他壮起胆子到当地的疾控部门进行了检测"——必须到正规的艾滋病检测机构（如疾控机构、医疗机构、妇幼机构等）抽血化验，我国常规艾滋病病毒抗体检测包括初筛试验和确认试验。凡初筛试验阳性者必须做确认试验，确认试验阳性者方可诊断为艾滋病病毒感染。韩可第一次做艾滋病检测时只进行了艾滋病病毒抗体检测，并且没有获知自己的检测结果。如果他当时的艾滋病病毒抗体检测呈阳性反应，之后又进行了艾滋病病毒抗体经免疫印迹确认检测，并且结果阳性才被诊断为艾滋病病毒感染。

艾滋病治疗："担惊受怕了几年，终于还是等来了确诊通知……也是从那时起，韩可开始正式服用药物"——发现 HIV 感染，不管 CD4 细胞（免疫细胞）计数多少，都应当开始抗病毒治疗，因为害怕而延误治疗时机，自己承受的痛苦比当时担心的那些副作用要痛苦更多……早治疗可以减少机会性感染和降低死亡率；可以减少罹患 HIV 相关并发症的发病风险；可更有利地促进免疫功能重建；可以降低药物副作用发生率；所以，正确的做法就是：尽早发现、尽早治疗。

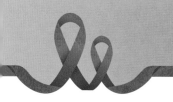

当人生被束上"艾滋"的枷锁

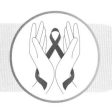

明媚午后，压低棒球帽、面戴口罩的大鹏蜷缩坐在房间的角落里，似是想将自己隐藏起来，不让人发现他会出现在疾病预防控制中心艾滋病检测场所。见工作人员走来，大鹏起身打了招呼，超过 1 米 8 的身高让房间略显低矮，强挤出的礼貌性微笑，让人看着心里难受。大鹏今年 22 岁，是一名大四在校学生，目前正全身心投入考研的复习中，若不是他谈起自己的故事，恐怕没有人会把眼前这个帅气的阳光男孩与艾滋病感染者联系到一起。

大鹏的故事要从今年暑期的一个电话说起。大鹏暑假回到老家，享受着与许久未见的父母、同学相伴的快乐时光，而疾病预防控制中心的一个电话打破了他平静的生活。"你记得一个月前在学校参加过无偿献血吗，血液在检查中有些问题，需要你过来再做个检查。"大鹏听到"血液有问题"就再三追问，工作人员解释说，血液检查发现有感染 HIV 的可能，但并不能确诊，需要他过去再进行系统检查。

电话挂断之后，大鹏整个人都懵了，在心里不停地问自己"我这是中奖了吗""感染艾滋病，那这辈子不就完了吗"……整整 3 个小时，大鹏把自己锁在房间里，香烟一根接一根地被点燃，而他却始终无法回过神来。

或许是天生的乐天派，或许是想到接下来还有场硬仗要打，大鹏给自己颓废、彷徨、放空的时间只有 3 个小时。随后，他打开电脑，在网络上疯狂地搜索一切关于艾滋病的信息，他想知道关于艾滋病的所有内容，比如怎样确诊，如何治疗，能活多久，还能像以前一样学习、工作吗，能结婚吗，能有孩子吗……

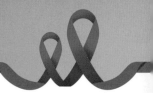

一瞬间，他想到了之前 22 年都未曾想过的那些问题，也发现自己的荒唐竟把自己害成如此模样。"啪啪啪"——3 个响亮的大嘴巴抽得自己清醒许多，似乎这是他对自己唯一能做的惩罚。

第二天，和家里撒了个谎，大鹏惴惴不安地奔向疾控中心，他太想知道自己是不是真的感染了艾滋病。然而，生活从来不会对任何人有丝毫的怜悯，哪怕你正值 22 岁挥斥方遒的好年华，哪怕你怀揣梦想还没来得及厚积薄发，哪怕你善良如初、温婉待人，那些放纵之下犯的错也终是要付出代价的，而有的代价或许就是你一生之中最宝贵的东西。没有幸运之神的眷顾，大鹏等来了最坏的结果——他感染了艾滋病。

好端端的怎么会感染上艾滋病？大鹏在心里不停地追问自己，往事如电影般回放，而唯一能说得通的染病途径或许就是寒假里酒后的一次放纵。年轻人爱泡酒吧，大鹏也不例外，三五好友小酌几杯或是酣畅淋漓地大醉一场都是常有的事。2018 年寒假的一天，大鹏在老家就和几个发小到酒吧里聊天、喝酒。刚巧，还碰到了高中时的女朋友，许久未见，多喝了几杯，之后就有了一次没有安全措施的性行为。一夜激情之后，大鹏与女孩儿就再没有过联系，一场情事也像从未发生过，彼此都回到了原本的生活轨迹。寒假结束，大鹏回到学校，还开始了一段新的恋爱，女孩儿温柔漂亮，是他的理想型。要不是发现感染了艾滋病，大鹏恐怕都不会再想起那一夜的放纵了。

大鹏说自己不恨那个女孩，但是他恨自己，恨自己没有管好自己，恨自己的放纵，恨自己对自己的不负责任，恨自己就这样毁掉了一辈子。然而，大鹏并没有告诉那个女孩关于感染艾滋病的事，他删掉了她的一切联系方式，说哪怕再遇到也会装作不认识，因为他觉得她应该已经知道她感染了 HIV，他没有义务通知她"自己也感染了 HIV"。

确诊感染 HIV 后的那段时间，大鹏感受了人生中最强烈的孤单与无助，因为他告诉自己："这件事不能告诉任何人！绝对不能让任何人知道！"他找了

个性格不合的烂理由和女朋友分手，然后一个人去医院检查，一个人看病，一个人在网上查艾滋病人该吃什么、不该吃什么，一个人想着今后该怎么办……这个原本无忧无虑、外向乐观的男孩现在却满怀心事无人能讲。大鹏说："有时候，我真想找一块木头，和它说说心里话，把我的秘密通通告诉这块木头，它什么都不用说，不需要安慰我，更不需要可怜我，只是听我说说话，然后能保证不会把这些话告诉别人就好。"

大鹏内心真的非常在意别人对于艾滋病人的眼光，他把自己每天的服药时间定在晚上 11 点，这样室友们都休息了，自然不会发现。而他自己也不再像以前那样大大咧咧、随心所欲，自己的牙刷、水杯、餐具等都会妥善保管，绝不会和别人混用。酒吧这样的地方也是很少涉足，除了实在推不开的聚会，他是不会再去了。大鹏现在的生活很养生，手机桌面都是戒烟戒酒、健康生活的图片。好在大鹏目前的治疗很顺利，药物治疗效果很好，他也没有任何不良反应，各项指标都控制得很不错。

虽说是乐天派，可患病后，大鹏的人生还是发生了很大改变，以前他是阳光下闪亮的男生，现如今，他希望自己能躲在角落里不被人察觉，因为这样才能把他的秘密守护得更好。他对自己职业规划也发生了改变，学传媒、考研，加上自己良好的外貌，本想往台前发展，而如今，大鹏的计划全被打乱了，复习也难免分心，职业方向也开始倾向于幕后的工作。谈及感情，大鹏看似平静而言语之中却颇有遗憾，他说："我这辈子不会再谈恋爱了，更不可能结婚，我不在乎别人怎么说我，可是我在乎别人怎么看我的另一半啊，和我在一起，她会承受什么样的压力，那不是害了人家吗。更遗憾的是，我这辈子也不能有小孩，其实我从小就想好以后一定要生两个孩子，一个男孩、一个女孩，这样才是幸福的家。我之前还上网查过，感染 HIV 能不能要小孩，不过想想还是算了，不能拿孩子冒险。"

说到父母，大鹏的"没心没肺"不见了，始终坚强的男生红了眼眶、声音也变得哽咽，大鹏说："我最对不起的就是父母，不过我绝对不会让他们知道我的

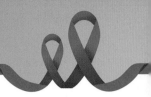

病，反正以后我也不会回老家发展，和他们离得远一些，可能是最好的选择。好在我家里还有一个刚上一年级的妹妹陪着他们，这样我还放心一点。"

大鹏说："我现在就想多努力一点，以后好好工作能多赚一点儿钱，也多存点儿钱，这样以后如果科学进步，出了能治艾滋病的药，我也有能力花钱治疗啊！"大鹏天生乐观，让他看开不少事情，也可能是他过早经历了疾病的磨难，比一般人更加懂得珍惜与努力。吃美食、睡懒觉、做运动、考研、畅想未来……他的生活似乎变得和以往一般，恍然间他甚至觉得自己的病只是一场梦，他并没有真的感染艾滋病。然而，这仅仅是一厢情愿，现实终究是残酷的，大鹏的人生已被枷锁牢牢束缚。

知识点 经过规范治疗，可如健康人一样生活，也可以生个健康宝宝

对很多人而言，人世间最大的乐趣莫过于天伦之乐，生育自己的子女，和他（她）一起快乐成长，就如"大鹏"所憧憬的一样"其实我从小就想好以后一定要生两个孩子，一个男孩、一个女孩，这样才是幸福的家"，然而不幸感染艾滋病病毒让他觉得"这辈子也不能有小孩了"。幸运的是，随着医疗技术和抗病毒治疗药物的发展，夫妻一方或者双方都感染艾滋病病毒的，如果有生育的需求，在专业医生的指导下也可以像健康人一样，生下一个健康的宝宝，享受为人父、为人母的幸福。切记的是，要想生一个健康的宝宝，在打算要宝宝的时候首先应该求助于专业的医生与机构，受孕、孕期及生产过程都要在专业医生的指导下采取科学的方法进行，以保证出生宝宝的健康。

跌宕起伏的反串生涯侥幸心理酿成大错

舞台上一个姿态万千的古典美人正在唱歌，细腻婉转、甜美悠扬的歌声不绝于耳，赢得在场观众的满堂喝彩。这位"古典美人"其实是位男性，他叫天天，是一名反串演员，在圈子里也算小有名气，然而，在舞台上风采无限的他却有着不为人知的故事，他感染上了艾滋病。

2006 年对于天天来说，是不平凡的一年。由于天天从小就热爱唱歌，热爱艺术，加上天生有一副好嗓子，他进入了职业歌手行业，2006 年正式出道。在同一年，天天的母亲也知道了他的"男同"身份。天天说："我妈妈发现我在看那个'男同'的爱情电影《蓝宇》，怀疑我的性取向，后来我就向她说自己出柜了，开始前三个月她不理我，后来妈妈想通了，接受了我是'男同'的事实，而且我演出时妈妈也时常陪伴在左右。"

在天天的职业歌手生涯中，他最初用男声唱歌，后来，在一个朋友的引荐下，天天开始接触"反串"形式的表演，从此他开始学化妆扮古典女人，练习用女声唱歌。用女装的扮相登台演出后，天天获得了许多观众的喜爱。此后，他开始拉着行李箱，带着妈妈前往全国各地进行反串表演。

天天开始了漂泊不定的生活，其间，出于生理需要，天天开始从社交软件上交友。2014 年六七月份，在外地演出期间，天天从社交软件上约了一个朋友，见面后，他喝得烂醉，和网友发生了性关系，并且没有采取安全措施。由于天天之前了解过艾滋病的传播途径，事后，他心里开始打鼓，不断在网上搜索艾滋病的症状，逐条与自己对照，他用排除法安慰自己没事，但心里却十分

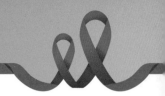

不安。

2015 年在外地演出时，天天内心再次感到恐慌，就独自一人去当地医院进行了化验，医院告知他需要等待两天才能拿到化验报告。这两天的时间，他心里却像两年一样漫长，他吃不好睡不好，望着眼前的盖饭一口都吃不下去，心想：一直以来，自己是个孝顺的儿子，这么倒霉的事儿不会落到自己身上吧，祈祷老天不要让自己中招。

然而，命运却给他开了个玩笑，天天的化验报告呈阳性，那一刻，拿着报告的天天整个人都软了，瘫坐在地上。"我虽然了解过艾滋病的传播途径，也听同志圈的朋友提起过，但是我之前一直存在侥幸心理，没想到真的会发生在自己身上"，天天懊悔地说。拿到确诊报告后，天天给妈妈打了电话，谎称自己得了其他病，妈妈坐火车赶到当地，陪伴着天天。天天说："妈妈到达后知道了真相，然而她一句抱怨的话都没有说，只是让我好好治疗。"

"确诊后，我感觉很对不起妈妈，那个时期我非常自闭，就算自己有时间也不接演出，就想一个人在家里待着，做家务也好，看电视也好，就是不想见任何人。"在确诊之后的半年内，天天心理压力非常大，甚至有过轻生的念头，他感觉自己仿佛被贴了一个标签，他无法跟朋友说自己的病，感觉难以启齿。

半年内，由于天天拒绝了许多演出，几乎没有收入。他不断翻看自己以前演出的视频、同观众的合照，思绪万千。十年的演出生涯，看过他演出的观众有几万人，他也给观众带来了欢乐和美的享受，他觉得自己还是有价值的，决定让自己的生活充实一些，重新振奋起来。于是，天天在坚持服药的同时，开始接演出通告。

天天了解到，随着医学技术的发展，通过药物控制，艾滋病人已经能够和正常人一样长寿。渐渐地，天天又恢复了正常的工作和生活，用积极的态度面对人生。后来，天天逐渐接触了很多艾滋病患者和团体，也经常和大家一起参与一些公益活动，为大家演唱歌曲，在不同的群体中宣传艾滋病的防治知

识。天天说，这几年由于宣传力度的加大，公众对艾滋病的认知比以前提高了不少，但还应该继续加大宣传力度，让更多人了解艾滋病，知道如何防治艾滋病，尤其是学生群体。

天天说："确诊后，我自己的人生观也发生了变化，现在更加理解'明天和意外永远不知道哪个先来'这句话，所以我现在更加珍惜每一天，珍惜身边的亲人和朋友，在有限的生命里多做有意义的事，多给自己制造一些值得回忆的事情。"

知识点 侥幸心理不可有，偶尔一次改变一生

男男同性性行为者（men who have sex with men，MSM）是指与同性发生性行为的男性，又称男性同性性行为者。MSM 主要包括：男同性恋者、男双性恋者、男变性者及部分男异性恋者。MSM 性行为的方式主要是肛交或口交且安全套使用率较低，再加上多性伴等特点使该人群 HIV 感染的风险比较高。相关文献显示，酗酒的 MSM 人群更容易发生吸毒及高危性行为（无保护的性交、性交易、性滥交等）。随着社会发展及科技的进步，互联网已成为 MSM 寻找性伴的主要途径，越来越多的 MSM 人群通过手机软件寻找伴侣，研究中发现，仅有 53% 的 MSM 有意愿使用安全套，在酒精作用下这种安全套使用率更低，所以在 MSM 感染艾滋病的高风险形势下，一次不使用安全套所造成的 HIV 感染的几率很高，切不可一失足成千古恨。

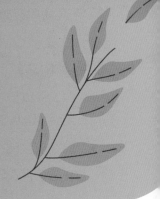

第二节
混乱的生活，不知道是谁传染给我

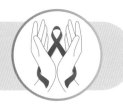

真爱没了，我迷失了自己

今年 38 岁的心路皮肤白皙，长相清秀，爱说爱笑。大笑时，会下意识地用一只手半掩住嘴巴，很腼腆。心路毫不避讳自己的"男同"身份，他说，在他们这个群体里，很多人是不喜欢他这种类型的，但遇到喜欢他这种类型的人，则会特别地喜欢他。

上学时被男孩追，不反感很享受

心路是一名 80 后男生，对于喜欢男人这事，他说："自己从小一直很明确，但是那时并不知道'同性恋''男同'这样的字眼。小学三四年级的时候，调皮的男孩子总是爱和女孩子打逗，课间休息时，经常是一群男孩子在后面追，一群女孩子在前面跑。我那时长得好，很秀气，虽然是男生，但却总是在被追的行列里。"回想起往事，心路不好意思地笑了笑。

心路说，有一次，他被一名男生追上后，那名男生就非要抱他亲他，虽然那时什么都不懂，但是他看对方很干净、很帅气，就同意了，也仅此而已。"当时，我自己也想不明白，为什么很多男生都爱跟我逗，我一点不反感，反而还

很享受。"

心路有一个大他一岁多的姐姐,上学晚一年,和他同班。懵懵懂懂的小时候,姐弟俩在家时,有时会讨论班里谁长得好看,最喜欢谁,结果发现,他和姐姐喜欢的人一样,都是男孩子。"我姐听了并没有什么反应,那时都成熟比较晚。"

心路说,他第一次听说"同性恋"这个词,已经上高中了。"高中住校了,有一次男生宿舍的同学瞎聊时,提到了'同性恋'这个词。当时,我就很敏感,同性恋?难道我是同性恋?"心路说,那时,他似乎一下子明白了自己的性取向,但和谁都没说。高中时,依然有男同学和他逗,甚至还有同学偷偷钻进他的被窝,抱他亲他。"长得帅的,我就让亲一下;长得不帅的,我腻歪,就不让亲。"心路说,他是典型的外貌控。

酒吧遇到真爱,在一起生活四年

高中毕业后,没有考上大学,心路开始了混社会的日子。一开始,是在滨海的一家公司做前台接待,但只做了三个月就辞职了。"那时同性恋是被人看不起的,不敢跟别人说,很苦闷。"心路说,后来,他经一位发小(也是同性恋)介绍,到了市区的一家酒吧打工,在这里他认识了自己的"真爱"。

"他比我大十多岁,很帅,很阳光,当时他从国外刚留学回来,开了一家公司。"心路说,是对方先追的他,而对方也正是他喜欢的类型,他没犹豫就答应了,很快两人就搬到了一起,以老公老婆相称,一起生活了四年。"我真的特别幸运,老公对我特别好,和他在一起后,我就把酒吧的工作辞了。我们关系相处得一直很融洽,他总是想尽方法满足我的一切需求。"心路说,当时,他们圈子里的"姐妹"都很羡慕他,觉得他老公又帅又有钱,能养他。"但我并不是图钱,是真心喜欢。"心路说,他后来不顾老公反对,经人介绍,找了一份化妆师的工作,月收入上万,堵住了别人的嘴。

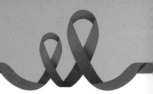

　　本以为，能这样一直相互扶持着到老，但一起生活了四年后，最终还是分手了。分手的原因，主要来自对方家庭的压力。"他家人希望他尽快结婚生子……"心路说，无奈之下，他们选择了放手，相互成全。没多久，对方就和一位外国女孩结婚了，现在已经有了两个孩子，但后来才知道他好像生活得并不幸福。"分手后，我们基本上就不联系了。唯一的一次是，他想帮我办出国留学。"心路说，"可能是对方想补偿我吧。他觉得我高中毕业，没学历，在国内不好混。我很感谢他，答应了。没想到，天不遂人愿，就在所有手续办完，准备启程留学前，我被车撞了，左腿粉碎性骨折。"因为这场意外，心路在家整整恢复了一年，留学的计划也就此泡汤了。

真爱没有了，我也迷失了自己

　　感染艾滋病是后来的事了。心路说，和老公分手后，因为空虚、寂寞，他过了一段放纵的日子，又开始混迹于各种酒吧，找人"约炮"。现在回想起来，感染艾滋病应该是在 2011 年，他和对方是在酒吧认识的，双方并没有太多了解，就发生了性关系，而且应对方要求没有采取任何保护措施。事情大约发生一个月后，他就出现了持续低烧的情况，那个男的，后来还打电话，问过他病情，还提出过要带他去医院看病，但他拒绝了。后来去社区医院打了几针退烧针，烧就退了，并没有在意。

　　"检测出感染艾滋病是在 2012 年体检的时候，拿到确证报告时，整个人都懵了。"心路说，当时，心里很失落，但没敢告诉家人，怕他们担心难过。"我当初也怀疑过，就是 2011 年，那个男的传染给我的，但不确定。心里特别恨他，也想找他去问，但后来觉得没意义，就算了。"确诊感染艾滋病后，他没有立即就医，自我封闭了很长一段时间，不能接受。后来听人说，有药能治，还能走医保，不会立刻就死，心情才好了一些。心路说，他是 2015 年才开始服药的，吃的是免费药，目前病情控制得很稳定。

心路说，在确诊感染艾滋病后，他又认识了一个小他六七岁的男孩，这个男孩特别喜欢他，一直追求他，他一直找各种理由拒绝。"本来我是不打算告诉他我得艾滋病的事情的，但是架不住他死缠烂打，后来，找了一个时机，我就向他坦白了。对方听说后，也吃了一惊，悻悻地走了。但当天晚上，他就打来电话，说不介意，还要和我做朋友。"心路说，当时，可能是感动，也可能是心里太孤单了，竟然同意了。"我知道我的情况，我们并没有发生过高危性行为，在一起住的那一段时间，相互照顾，很温暖。"心路说，和那个男孩在一起，自己心里总是觉得很歉疚，怕时间长了，会出问题。出于为对方考虑，后来，他还是设计了一个理由，坚决和那个男孩分了手。

渴望被理解，歧视比艾滋病更可怕

"艾滋病虽然可怕，但是我感觉社会的歧视比艾滋病更可怕。"心路说，现在除了必要的工作，他最喜欢的就是在家里宅着。"怎么说呢，'男同'这个群体确实比较复杂，男性同性恋感染艾滋病的概率和风险都比较高。虽然不排除这个圈子里有些人心理阴暗，但绝大多数人都是有底线的。"心路说，他向专业人士求教过艾滋病预防常识，一起吃饭、拥抱、接吻，都不会导致艾滋病毒感染；即便有性行为，做好保护措施，也是可以避免感染的。

"现在我的生活跟正常人并无两样，一样可以跟邻居聊天、跟朋友吃饭。然而，这一切的前提是，别人不知道我有这种病！否则，恐怕再也没人敢跟我说话了。"心路说，希望全社会能更多地了解一下他们这个特殊的群体，没必要"谈艾色变"，和艾滋病感染者多说一句话，并不会就此感染上艾滋病。艾滋病感染者，更需要来自社会的温暖，哪怕只是一个友好的微笑。

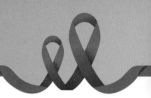

知识点 多性伴增加 HIV 感染几率

　　"因为空虚、寂寞，他过了一段放纵的日子，又开始混迹各种酒吧，找人约炮"，故事中的主人公心路因为几次放纵的高危性行为而感染了 HIV，他的这种放纵或许源于无知，或许源于心存侥幸，无论怎样，结果却让他付出了沉重的代价。性传播是目前我国 HIV 传播的主要途径，尤其是在男性同性恋者中多数存在多性伴、频繁更换性伴等现象，而在同一时期内与多个性伴发生性关系，无论对同性恋者还是异性恋者，都是 HIV 感染的高危因素。美国有学者对 HIV 高发的纽约等四城市的 800 位异性恋者进行了调查，调查对象分两组，一组过去 5 年间仅与同一性伴保持性关系，另一组每人 5 年间至少有 6 个性伴。结果发现，HIV 阳性率在前一组仅为 0.25%，后一组达到 6%，是前组的 24 倍。同时研究发现，同一对男男性行为者，由于多性伴会导致感染不同基因亚型的艾滋病病毒，给后续的抗病毒治疗带来困难和挑战。然而，有的人每次只与一人发生性关系，但他的同伴却与多人保持这种性关系，也会使他们在不知不觉中陷入危险的境地。在这种一对一的（而不是群交）性接触中，尽管其感染 HIV 的危险性犹在，但自我保护（比如用安全套）的意识淡化了。因此不发生高危性行为，或者采取安全套这种预防措施非常重要。

只因好奇大学生被骗感染艾滋

　　高三那一年，阿双接受了女同学雪儿的爱意，两个人一起考上了北方的大学。离开了南方的老家，每天一起上课、吃饭，憧憬着未来。

　　然而这一切终究没有发生，只是夜深人静时阿双会做的一个梦。从被感染HIV 的那天起，他知道一切都完了，这个世界上没有后悔药，他不知道自己的路还能走多久……

🌿 从农村走出的大学生 🌿

　　阿双今年 19 岁，上大学二年级，父母是老老实实的农民，家中还有一个上初三的弟弟。用阿双的话讲，并不富裕的家庭供他出来上大学不容易，家中的生活常常很拮据。虽然父母对他的付出不少，但是这个家却让他感受不到温暖。他只记得，从记事起，父母总是吵架，每天吵吵闹闹的生活成了家常便饭。在他的心里认为，结婚的生活大概就是这样——吵闹、冷漠甚至恐怖。

　　也许是受家庭环境的影响，阿双的性格胆小、内向，不喜欢说话，甚至怕黑，不敢一个人睡觉。上大学之前，他都会在妈妈的房间打地铺，这样才能踏实地睡着。

　　正是因为这样的性格，让他错过了雪儿——他的高中同学，这是他唯一可能发生的一段恋情。雪儿是个开朗、漂亮的女孩，和阿双的性格形成互补，两个人总有说不完的话。那时候，雪儿很多次向他表达了爱慕之情，可是他却没有勇气去接受。不是因为不喜欢，而是害怕去担当，他觉得自己没有足够强大

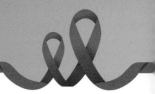

的能力承担起这份爱，去保护心爱的女孩。最终，扭扭捏捏的他和雪儿只成了朋友，而不是恋人。

涉世未深却走向深渊

不敢面对雪儿的那段时间，阿双爱上了看小说，从书中第一次得知了"同志"这个词。他想，在这个圈子里，自己是不是就不需要保护别人，而是被别人保护呢？这个圈子里都是些什么样的人呢？会不会在这里找到真爱？越是好奇，就越想走近，他不知道，将来等待他的会是如此恐怖的深渊。

高中毕业后，阿双来到外地上大学。从网络上了解到同性恋的交友软件后，他马上安装注册，通过这种形式结交朋友。开始，阿双只是觉得好奇，添加好友后只聊天，并不见面。可是，这样越来越不能满足他的好奇心，阿双觉得自己已经长大了，可以和朋友见面了。2018 年 5 月，他接触了第一个男朋友小亮。

小亮也是大学生，比自己年长几岁，阿双觉得他的人很好，是那种很"man"很霸气的类型，能够把自己管住，这正是他喜欢的，渐渐地开始投入感情。虽然以前生物课上学过生理卫生知识，但阿双并不知道同性性行为是不安全的。男朋友要求发生关系时不戴安全套，他就依着他。

但两个人在一起没多久，男朋友就提出分手。阿双不明白为什么，难以接受，每天都在央求他，希望对方能够回心转意。但是阿双的执着反而激怒小亮，他将阿双的微信、微博、聊天软件全部拉黑，想做个彻底了断。

发泄失恋感情不幸感染

那段时间阿双觉得很痛苦，就这样失去了自己喜欢的人，很不甘心。但是，有一天的晚上，他突然想明白了，也许小亮和自己在一起就是为了发生关系，之后就甩了他。阿双想，自己不能再这样下去，苦苦央求太没面子。带着赌气的心态，阿双通过社交软件约了第二个和自己发生关系的人。正是因为他，让

阿双感染了 HIV。

2018 年的暑假，阿双并没有回老家，而是去另一个城市打工，在当地约了比自己大 6 岁的江南。两个人是在 7 月 20 日发生了性关系，依然没有任何安全措施。那之后，阿双也有些担忧，从网上购买了检测 HIV 的试纸，每次都是阴性，这让他悬着的心放了下来。以至于他在 8 月 8 日出现发烧腹泻的症状，也没有往感染艾滋病这方面去想。

结束了暑期的工作，阿双回到老家，准备手术治疗精索静脉曲张。办理住院后的第二天，医生给阿双的母亲打电话，让他回医院再进行一次抽血，但并没有说明原因。在等待结果的时候，阿双的母亲在走廊睡着了，医生把他带到一个四周没人的地方，告诉他可能感染了艾滋病，让他尽快复查，并且不能手术。

阿双一下子懵了。他马上回到大学所在的城市，却不敢到疾控部门复查。他把这件事告诉了社交软件上认识的朋友，朋友介绍他来到了深蓝工作室，在这里抽血进行确诊。等待结果的一个月中，阿双觉得非常恐惧，他想，如果这是个误诊，以后再也不会接触这种毫无保护措施的性行为，他满脑子都是后悔。

然而，世上没有后悔药，一个月后，9 月 20 日，阿双被确诊感染了 HIV。他马上联系了小亮和江南，告诉他们自己感染了。小亮说自己没有感染，还给他发来了阴性的检验报告。阿双不知道这份没有显示名字的报告是真是假，但他觉得不是小亮传染给自己的。

江南则对于阿双的感染表现得很淡定，刚开始安慰了几句，后来连安慰的话都没有了。阿双找圈里的其他朋友求证，最后得知江南也是感染者，而且已经开始从医院取药服药。虽然被骗了，但他没有再质问江南，只是不再联系。阿双认为坏人永远是坏人，自己不会因此传播给他人，因为这让他的良心过不去。

如果一切能重来

阿双现在卸载了同性恋社交软件，变得更不爱说话了，除了上课，很多时

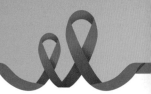

间他都在宿舍睡觉，也许这是唯一一种可以逃避现实的方法。只是，醒来后面对冰冷的四周，心情非常失落。

最近，阿双和女同学聊天时，发现也很谈得来。他常常想，如果时间能够倒回，他一定会在高中时期接受雪儿，谈一场真正的恋爱。而现在，这一切都不可能了。他只期待能够尽快研制出治愈艾滋病的药，五年也好，十年也罢，到时候自己的病好了，就可以结婚生子，过上正常人的生活。

> **知识点** 同性交友软件以及其他社交软件，不了解彼此情况非常危险
>
> 同性社交软件的广泛普及便捷了人们交友，但是却容易忽视可能给自己带来的健康风险。有研究表明同性社交软件的用户拥有更多的男性性伴，更容易发生群交或者其他不安全性行为。总体趋势上，同性社交软件的用户艾滋病和性病的感染率更高，其中处于中高度艾滋病感染风险者占 50%。也有研究指出同性社交软件用户更容易使用冰毒、大麻等毒品[1]。所以，社交软件越便捷，其背后蕴含的风险也可能越大，广大用户尤其是青少年需要提高警惕，不轻易相信他人。同时青年学生正处于性活跃期，但是缺乏防病意识，拒绝无保护性行为的能力较弱，遇事也容易冲动，这里提倡青年学生加强自我保护意识，进行负责任的安全交友。

[1] 王海东，张璐，周莹，王国立，武建辉. 男男性接触者社交软件的使用和性行为特征及性传播疾病关系的系统综述 [J]. 中国全科医学,2019,22（32）:3969-3974.

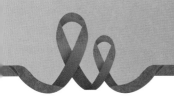

面对艾滋愿你青春不放肆

有人问我爱和性应该是什么样子？我告诉他，爱和性应该有很多种样子。无论他和她，还是他和他，或是她和她，都是需要爱和被爱的普通人，只是各有各的活法。

从精神和心理上，我觉得自己天生就像个女人，细腻、柔软。阳光的外表加上出众的细致，在同龄人中我一直很有女人缘，女孩们都愿意和我交朋友，一起玩儿，甚至分享她们的秘密。而情窦初开的我发现，自己愿意和她们在一起，却从未在心里喜欢过任何一个女孩子，反而在高中的时候，我暗恋上了班里成绩第一的男生。那时的我，并不觉得慌张，还感到了一种充实和欣喜。

因为父亲出轨，父母离婚了，我选择和母亲一起生活，她是世上最疼爱我的人。我不想隐瞒母亲，坦白了自己喜欢同性的事实，虽然我从未跟谁表白过。母亲一开始很吃惊，拉着我四处去看医生，没有什么结果，我确实没有病。她问我是不是父母离婚影响到我，当然不是，因为在那之前我就是这样。慢慢地，母亲接受了这个现实。

高考时，充满好奇、乐于思考的我选择了人类学专业。研究人类文化发展变迁的过程、探索世界上不同民族、不同地区的文化差异是件非常有趣的事情。到大三时，学校里选拔国际交换生，一贯成绩优异的我当然不放过这样的机会。翻看表格，我的目光停留在一个熟悉又陌生的国家名字上。现在想来，这就是命运的安排吧，当时只想选个冷门，我不知道，那里彩虹旗飘扬，是"gay"的天堂。

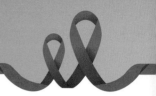

在国外的日子，我用自己的足迹探索这个只有 3 万平方公里的国家，感受到多雨的气候，也感受着多元的文化，当然也包括那里与东方迥异的性别文化。那里人口稠密、工业发达，是世界上第二个宣布同性恋婚姻合法的国家，80％以上的人都接受同性恋的存在，当选首相的迪吕波"出柜"多年。从大规模的同性恋游行，到市政广场的同性恋文艺盛会，每一次的同性恋集会都是一场狂欢，处处传递着激情，充满欢乐、平等和互爱。在那样的氛围里，我觉得自己内心埋藏已久的情绪受到了感召、得到了释放，我更加笃定，男人之间才更理解彼此，同性之间的感情默契是异性无法给予的。

我开始尝试着接触当地的"同志"群体，出入网络上的同性交友平台，参加他们的聚会，袒露自己的心声。在同性交友方面，当时的我像一张白纸，是一个什么都不懂的孩子，渴望着接受着别人的指引。标致的东方面孔，让我在一众欧洲男人中格外引人注目，约我的人很多，我没想到自己在当地的"男同"社交圈这样受欢迎，当然也没有想到自己很快就体验到了"男同"之间的性爱。我的第一次，没有安全措施，初次的性体验让我品尝到前所未有的快感，我感觉自己的生活打开了一扇崭新的门。虽然不打算找个欧洲人做男朋友，但年轻的身体、旺盛的性欲，驱使着我开始"约炮"，一发不可收拾。

那时在我的脑海里，没有安全性行为的概念。至于艾滋病，听起来确实很可怕，但我觉得它就像山上的野兽，似乎很真实，却离我很遥远。在国外近一年的性经历中，除了偶尔一两次，我基本上都不用安全套。有人带我去做过检测，并没有发现什么问题。就这样，快感和侥幸，压倒了恐惧和理智。

结束了交换生的生活，我回到国内，之后顺利毕业。先做了一段时间培训机构的讲师，而后选择了收入不错的保险行业。在这期间，我建立了自己的"同志"圈子，有了七八个好哥们儿，我们定期聚会游戏，互相倾诉彼此的心事，一起去"gay"吧玩儿，喝酒听歌。我也想踏实找个男朋友，可陆续交了三四个，时间都不长，因为各种各样的原因，几个月就分手了。与此同时，我驾

轻就熟地登陆交友 App，继续着网上"约炮"的刺激体验。每过一段时间也会例行公事去做 HIV 检测，但依然很少在做爱时戴套。

日子就这么过去，直到有一天，疾控中心一张 HIV 抗体阳性的确诊报告放在我的面前。我努力去回忆，却无法确定自己是被谁感染的。艾滋病，这个长久以来我觉得真实但遥远的名字，在那一刻不再遥远，只有真实。我放声痛哭，疯狂地给自己圈内的好朋友打电话，我感到了死亡的威胁，想到了已经不再年轻、日后需要人照料的母亲。感谢我的好朋友们，那个时候是他们没有抛弃我，给了我支撑下去的力量。

回到家里，我没有把患病的消息告诉母亲，我怕她没有心理准备，承受不了这样的打击，也怕她从此嫌弃我这样的儿子。但没过多久，母亲还是发现了，她看到了我的药盒。原来，自从我坦白性取向的那天起，她已经自学了解了很多很多。接纳我，她设想了所有的可能，做好了全部的打算。没有嫌弃和责备，只有关心和照料，母亲始终是爱我的。

朋友的支持和母亲的爱给了我好好生活的勇气。我照常工作，坚持每天服药，定期复查。为了不影响睡眠，我把替拉依组合的依非韦伦换成了利匹韦林，效果很好。治疗了半年左右，我的病毒载量水平已经检测不到，到现在 CD4 细胞计数已经上升到 1000 多个 /μL。

我不再随便约炮。在治疗期间，我又交了男朋友，检测不到病毒载量水平之后，我们维持了规律的性生活，每次都记得采取安全措施。

与很多 HIV 感染者相比，我的经历并不曲折，平实而简单，但依然可以明白地告诉所有人：不要滥交，要建立稳定的性关系；性爱时要采取安全措施。

另外我想提醒大家，聚众吸毒是灾难，我曾在交友平台上遇到过这样的诱惑。在毒品的作用下，没有人能保持理智，很容易从聚众吸毒发展到聚众淫乱，而这样的群体行为，后果难以估量。

最后，无论是已经出柜的，还是仍在柜中的你，不用在听完我的经历之后

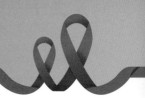

对自己的选择心生疑惧，感染 HIV 不是因为性取向，是因为不能约束自己。

知识点 不使用安全套大大增加感染几率，使用能降低（数据）

　　故事中的主人公定期做 HIV 检测，但是成为例行公事，并未采取安全措施，如此做法能够早发现是否感染 HIV，却不能避免感染 HIV。我们实际工作中，很多 HIV 感染者感染前共同的心理状态都是"戴安全套不舒服，应该没事"的侥幸心理，只有看到确诊报告的一刹那才恍然清醒。成年人的世界除了拥抱快乐，还需要自律，故事主人公用亲身经历告诉我们"感染 HIV 不是因为性取向，是因为不能约束自己"。感染 HIV 将带来一生的疾病负担和精神压力，负责任的性行为才能带来真正的快乐。曾经有一个使用安全套的机会摆在面前却因为侥幸心理没有珍惜，在感染 HIV 的时候才追悔莫及，用自己的痛苦经历来告诫他人，使用安全套或者固定性伴都是预防 HIV 的有效方法。

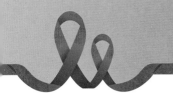

从小喜欢同性异国旅游不幸感染

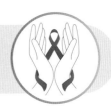

　　阿强是家里最小的孩子，从小是跟着姐姐一起长大的。小时候，姐姐就喜欢把阿强打扮成女孩，穿裙子、梳小辫。渐渐地，阿强发现凡是女孩子喜欢的东西，他都喜欢。阿强说："小时候也喜欢和男孩子玩，但自我认知自己是一个女孩子。尤其喜欢和长得好看的、长得帅的一起玩，上体育课的时候我就喜欢站在我们班长，也就是最帅的男生后面。"他说应该是从小就喜欢男性，在小学五六年级确定自己是同性恋，那时会上网搜"男的喜欢男的"，才知道同性恋。

　　阿强在 17 岁左右第一次与同性发生关系，对方 20 多岁，两个人也是通过网聊认识的。阿强说："也是这个人告诉我同性恋的一些事情和常用的交友软件。"他说自己与同性发生关系时一直都是采取措施的，就是在国外那一次因为喝酒太多了，也就是这一次让自己感染了 HIV。对方是他通过网聊认识的一个外国人，曾在国内一所大学留学。2017 年春节刚过，阿强去国外旅游 7 天。在这 7 天当中阿强与这个外国人在酒后发生了无保护措施的性行为。

　　大概两个月后，也就是 2017 年 4 月，阿强发现自己开始大量地掉头发，同时腋下淋巴与颈部淋巴也不舒服，感觉发紧。他就怀疑自己可能被感染 HIV 了。阿强说："我把我的这些症状，向一个已经感染的朋友描述了一下。他让我买试纸自己做个测试。我买了 5 个试纸，在公司找了一个没人的地方，扎了一个手指取指血滴在试纸上，很快就出现了两条杠，我心想坏了，我又把另外四个手指都扎破了挨个测，全中！我当时吓坏了，觉得自己快要死了。我向公司请了假，联系我朋友（也是一位感染者）。"通过朋友找到了"艾馨家园"，"艾

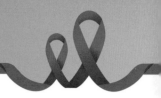

馨家园"的朋友帮助阿强到当地艾滋病定点医院进一步确证并治疗。

据阿强说，那个外国朋友根本不知道自己感染了 HIV，直到阿强告诉他，他才去检测，发现也是感染者。

患病后，得到家人、同事、朋友更多的关怀与帮助

阿强说："在我确认感染前的一个月，才告诉大姐自己的性取向。大姐还提醒我要注意保护自己。没想到刚一个月，我就感染了 HIV。"阿强是在电话里告诉姐姐自己被感染的消息，他说："我大姐当时就哭了，挂了电话直接打车来看我。"阿强的父母年事已高，所以没有让他们知道。大姐比阿强大十多岁，所以从小对阿强就像是孩子一样关心照顾。

除了阿强的姐姐，公司的老板也知道阿强被感染了。在他工作的地方，他的性取向不是什么秘密。阿强的老板得知阿强感染了 HIV，咨询了外国的医疗机构，建议他可以去国外治疗；注意到阿强心情不好，老板让他休息调整，还给阿强加薪。阿强说："我们老板人很好，他也咨询过医生，知道 HIV 的传播途径，他没有嫌弃我，只是觉得我运气不好，很倒霉、很可怜，没保护好自己不幸被感染了。"

自从 2017 年 5 月，阿强开始接受治疗。在今年，阿强通过网聊认识了一位"哥哥"，哥哥家在外地，今年三十出头，家庭稳定、事业有成。哥哥知道阿强感染 HIV，很关心他。每个月哥哥都会有两天到自己的城市出差，这两天都会来看阿强。阿强说："每个月最开心的时光就是与哥哥相处的那两天，他能给人特别强的安全感。"据阿强介绍，哥哥也是经历过很多事情的，曾经是同性恋，与自己的男伴交往一年多发现，那不是他想要的生活。想象中是很美好、很甜蜜的，实际上会担心、会猜疑、会出现种种问题……后来哥哥选择结婚生子，实现自己的人生规划。阿强说："哥哥只是把我当作弟弟，他也知道我感染了这个病，所以对我很好很照顾。"实际上，阿强是很喜欢哥哥的，希望可以更进一步

发展，哥哥不想阿强以后"受伤害"，觉得现在这样反而更好⋯⋯哥哥的成熟理智让阿强又气又爱。阿强说："他是把工作和生活分得很清楚的一个人，如果我在工作时间给他发信息，他不会回我，那时我会觉得很委屈。"

生活依旧乐观对爱情充满期待

现在阿强依然是喜欢长得好看的男人，他说："如果对方长得好看，就愿意多看两眼、多说两句话；如果长得不好看，就不愿意搭理。"也有同性追求阿强，但是对方长得不好看，被阿强直接拒绝了。他说："'gay'圈是最挑剔的。"阿强只要和女生谈"男女朋友"，三天准能成为闺蜜。完全没有恋爱的感觉，直接成为好朋友。曾经也有女孩追求过阿强，后来成了好闺蜜，阿强说："无话不说的好朋友，每当她咨询我她老公有什么异常行为，我百分之百能猜中结果。其实很多'gay'都是大众女性的好闺蜜。"

阿强的精神状态很好，他说生病以后开始注重养生，现在吃东西之前会在网上查哪些能吃、哪些不能吃⋯⋯

最近，阿强的妈妈刚刚做完一个大手术，阿强去看妈妈时，妈妈总会对他说："如果能看着你结婚、看到你的孩子，即便我真的不在了，也能放心了⋯⋯"每当这个时候，阿强的心里就非常难受，对于妈妈的心愿，阿强可能难以完成了。他说："最怕我妈拿她生病的事压我，只要家人不逼我结婚就行。对于爱情，还是充满期待的，就是不知道'哥哥'会不会愿意⋯⋯"

记者的话

阿强是个秀气的男孩子。采访的一开始他很紧张，说话会脸红。放松下来以后，侃侃而谈。乐观、阳光、爱笑，这是阿强留给我的印象。

知识点 醉酒和使用新型毒品，降低保护意识，增加风险

文章主人公仅仅一次醉酒后无保护的性行为就感染了艾滋病提示我们要时时刻刻不能放松警惕，艾滋病是一种危害性大、死亡率高的严重传染病目前还不能治愈。而且不能通过外表去判断一个人是否感染了艾滋病。故事提示我们不仅仅是针对饮酒，另外还有主动或被动不拒绝地使用合成毒品或喝被他人利用合成毒品（K 粉，G 水，神仙水等）配制好的饮料。导致人体在合成毒品的作用下，处于极度兴奋、纵欲和放松警惕的状态，自我约束能力下降，更容易发生感染艾滋病的高危行为（群交、不戴安全套等），这样自然感染艾滋病的风险也是成指数级上升。所以这个故事提示我们要远离非正规娱乐场所，拒绝陌生人来源不明的各种饮料、食品。每时每刻都要提醒自己保护自己免受伤害。拒绝酗酒、拒绝毒品从我做起。

染上艾滋病，他说"都是无知惹的祸"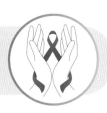

不到 20 岁走出农村进入反串行业，20 多个春秋后他在行业里占据了一席之地。是"反串"成就了他，但在这条成功之路上，他不幸染上了艾滋病。谈及染病，他只说了三个字"无知呗"。虽然疾病给他的生活带来了些许影响，但他依旧保持乐观，还想登上艺术的更高峰。

媚娘说，自己成为反串演员纯属巧合。作为农村土生土长的孩子，十八九岁的时候，媚娘喜欢周末去公园溜达，而那个时候每周都有人在公园里表演歌舞，其中就有反串演员，唱梅艳芳、蔡琴的歌曲。男人还能扮女人唱女声？媚娘觉得很新奇，看得入神，此后便是每周必去。日子久了，反串演员也注意到这个男子，试探着问他要不要跟着学学？从此，媚娘成了反串演员的小跟班。直到有一次，师傅说要不给你也扮上看看吧。就是这一扮，媚娘就入了行。

那时候反串演员并不多，媚娘和其他三个男孩子组成了一个小团体，在酒店里跳舞、唱歌，甚至走秀。在没有达到一个演员标准的时候，他们抱团取暖。

李玉刚火了，他的出现让反串这个行业家喻户晓，也创下了知名度的新高。全国各地大大小小的舞台都想请反串演员参加，而李玉刚只有一个，这给其他反串演员创造了太多的机会，媚娘刚好搭上了这班车。

就这样，他背着行李，拉着皮箱在全国各地甚至国外开始演出，登上了省市级晚会、大型企业年会的舞台，迎来了自己的事业高峰。然而作为一个男性同性恋者，这样漂泊不定的生活，让他的私生活异常混乱，艾滋病感染风险始终处于高位。

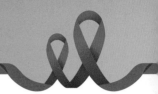

几年前，媚娘结束了全国漂的生活，在某城市逐渐扎了根，生活也慢慢安定下来。然而，无波澜不生活。2015年一次演出的时候，刚好有一个艾滋病检测点，同行的伙伴儿一句"咱俩也检测一下呗"，再次让媚娘的命运发生了改变。他从来没有想过，自己与艾滋病会有交集。

"真的是无知。"媚娘始终在重复着这句话。自己还能够活多久？能不能为父母养老送终？此时的媚娘，脑子突然乱了。他实在想不出到底是什么时候得病的，也不知道是被谁传染的。媚娘感叹道："原先的私生活太乱，老天是公平的。"

虽然自己是男性同性恋，而在这群体中艾滋病的传播概率又很高，但媚娘却从来没想过自己也会被传染。媚娘从小在农村生活，后来直接步入社会，从来没有人给他讲解这方面的知识，更不知道如何保护自己。

患病后，媚娘没有自暴自弃，更没有报复社会，他依旧保持着平和的心态，迅速从生病的阴影中走了出来。他想让自己的艺术道路走得更远，他也的确在朝着这个方向努力着。但这期间，也有因病留下的遗憾。

一次出国演出的机会摆在媚娘面前，签约前需要进行身体健康检查。媚娘看到表格中，有一栏恰巧就是HIV检测。看到这刺眼的检测内容，媚娘只能找了个其他理由搪塞过去，拒绝了这次好机会。

后来，媚娘逐渐接触了很多艾滋病患者和团体，也经常和大家一起参与一些公益活动，在不同的群体中宣传艾滋病的防治知识。媚娘觉得，应该让更多人了解艾滋病，知道如何防治艾滋病，无论是中学生还是大学生都更应该多一些认知。

媚娘唯一的顾虑就是不知道今后病情会不会突然恶化，他为自己存了一笔钱，也为家人安排好了生活。

根据医嘱，媚娘按时服药，保持健康的生活习惯。最近一次检测，媚娘的病毒载量水平已经低于检测线，可以说控制得很好。

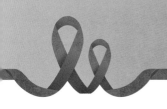

如今，媚娘的生活简单却不枯燥。他给自己安排不太多的演出场次，休息的时候听听民歌，没事的时候自己买买菜、做做饭、遛遛狗。媚娘觉得这样的生活对于自己来说，可能是最好的选择……

知识点 感染之后的症状、对生活的影响

艾滋病虽然是一种危害性大的传染病，但越来越多的研究表明，如果高危行为后及时检测，了解自己的感染状况，一旦确实感染HIV，应尽早进行艾滋病抗病毒治疗，病人的免疫功能恢复到正常人水平的可能性是晚治疗病人的 2.83 倍，如果病人的免疫功能保持正常水平，感染者的预期寿命可以接近正常人水平。而且，服药抑制了病毒的复制，能够保持 CD4 细胞的水平，使身体的状况保持良好状态，提高患者的生存质量和生活质量。体内病毒呈抑制状态，病毒载量保持低于检测限水平，也可以减少艾滋病的传播。故事的主人公不幸感染了艾滋病，不过也正是这一突发事件，使他重新审视了自己的人生，树立了新的人生目标。

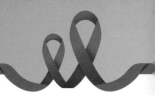

只因那一度的放纵再也没有回头路

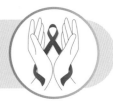

他曾是一名人民警察，同时，他也是一名男同性恋，也许正是这份职业困住了他本不安分的内心。这枷锁系得越紧，挣脱的时候就越是放纵。脱下制服的那一刻，他仿佛打开了另一个世界的大门。也正是那一度的放纵，让自己走上了一条不归路……

与生俱来的男同性取向

金海上中学的时候，就发现了自己与其他同学的不同之处。十几岁的金海，即便是在懵懂的青春期，也对身边的女同学毫无兴趣，而是对男同学关爱有加。从那时候开始，他就知道自己注定会与大多数人的生活路径不相同。即便是这样，金海的学生时代依然美好，因为他有一位兴趣相投的同性男友，两个人共同度过了几年的美好时光。岁月终究躲不过生活的历练，年轻冲动的两个人还是因琐事分手了。

从那以后，金海几乎没再有过固定的伴侣。

大学毕业后，金海来到了某市的一所监狱工作，成为一名狱警。身为公务人员，金海还是有所顾忌，在本市不方便公开自己是同性恋的身份，并没有与过多同性恋朋友联络，生活圈子也相对比较简单。热爱运动的他跑过马拉松、打过排球，身体素质很好。作为未婚男性，身材高挑的他成为"抢手货"，颇受朋友、同事的关心，不少人想为他介绍女朋友，但他都以身体不适为由拒绝了，连见面的机会都不给对方。久而久之，随着年龄的增长，关心他个人问题的人

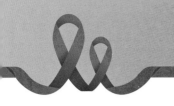

越来越少了。这正中金海的心思。

工作期间，金海由于表现突出，获得了劳模等荣誉称号，因此提前办理了退休手续。此时的他终于不用再顾及自己的身份，一颗被困已久的心终于得到了释放。

那时的金海长期混迹于男同性恋的各种聚会点，2009 年至 2011 年，他频繁出入各种同志酒吧和洗浴场所，他想把以前没有玩过的地方都补上。他和其他"男同"结伴一起，只要有新开的场所就一同前往。用他自己的话来讲，那时候的自己是疯狂的。

随着自己越来越了解"外面的世界"，金海深知诱惑有多大，危险就有多大。他非常注意交往中的细节，做好安全措施。

早有预料的艾滋诊断书

金海对自己的身材有着严格的要求，因此长期保持着运动习惯。2016 年 9 月下旬的某一天，金海发现自己的尿液中带有红血丝，于是来到医院进行检查，医生诊断应该是肾部有问题。因当时金海的脚踝处出现了出血点，医生怀疑是紫癜性肾炎。没过几天再去复查，血点已经不见了。此时，医生为金海开具了肾部漏血点的穿刺检查化验单，在这次检查中，医生加入了一项 HIV 检测。

10 月 6 日，金海至今记得这一天。他来到医院想取回化验报告，医生向他提出了有没有"男同"方面经历的问题。金海非常清楚地知道，这一问，代表了什么。随即医院对他的艾滋病进行了确诊。

对于这样的结果，金海没有表现出常人的惊讶、惶恐、哭泣……他知道自己曾经玩得多么疯狂，即便后来非常在意，但为时已晚。这样的预感曾无数次出现在他脑海里，但他没想到，这一天真的来了。

其实到现在，金海还是非常感谢当时为他做检查的医生。由于身体素质好，金海从来没有出现过其他艾滋病患者会出现的发烧、腹泻等症状，所以他

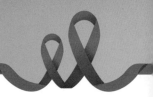

的身体没有给予任何提示。如果没有她的准确判断，自己的身体将每况愈下。

数据显示，金海的 CD4+T 淋巴细胞值只有 120 个 /μL，已处于艾滋病期，正常人这项数值在 500—1000 个 /μL。因此，根据当时的检测数据推断，金海应该是在 2010 年至 2011 年感染的。回想起那段时间，金海还记得那次在男同性恋洗浴中心的高危行为，他确定，应该就是那一次。

积极治疗依然期待幸福生活

确认得了艾滋病后，金海与以前所有的同事、同学和朋友都断绝了联系，在他心里，他不能接受自己自然地和他们相处。现在金海的生活圈几乎只有同性恋。

确诊后的金海并没有自暴自弃，而是积极配合医生的治疗。由于肾部有问题，金海不想服用过多的药物，正常情况下，艾滋病人应该服用三种药，而金海只服用两种，但这并没有影响他的治疗效果。由于经济条件允许，金海服用的两种药品，一种是免费发放给艾滋病人的克力芝，另一种是每月需要自费购买的艾生特。

很多艾滋病人都知道，免费药品的确可以起到治疗作用，但是服用者会有一些副作用，比如脂肪转移、色素沉着等。看到有些人的副作用非常明显，有经济能力的人大多会选择自费药品，以降低对身体的损害。

经过两年的积极治疗，金海的 CD4+T 淋巴细胞值已经上升到了 400 个 /μL，接近正常人数值，并且仍在慢慢恢复中。

随着医学的发展，经过药物控制，艾滋病人已经能够和正常人一样长寿。如今，金海对生活依然充满信心，阳光开朗，并期待自己能遇到携手终老的伴侣。除了依然热爱运动，现在金海还会经常跟随志愿者去做宣传，为其他有需要的人尽自己的一分力量。

知识点 同性恋者和异性恋者一样有交友和恋爱的权利，也一样有保护别人的义务

性途径包含异性性传播和同性性传播，由于男性感染者的精液和女性感染者的阴道分泌物中都含有大量病毒，因此当发生无安全套的同性或异性性行为时，精液中的病毒就可以通过性行为接触到对方的黏膜而造成传播，黏膜发生破损的时候传播风险就更大。那么为什么男男性行为者感染艾滋病的几率如此之高呢？男男性行为以肛交为主，这种性行为方式更容易造成肛门黏膜破损，艾滋病毒更直接地进入血液，所以这样的传播会更直接、更快、更容易。而且一部分男男同性性行为人群的性伴数比较多，更换的频率比较快。随着网络尤其是社交网络、交友网站的迅速发展，隐秘的性关系更加容易实现。出于对安全感的追求和性取向方面的保密需求，同性恋群体也喜欢与陌生人发生性关系，这也无疑增加了艾滋病的感染风险。

同性恋者和异性恋者一样有交友和恋爱的权利，也一样有保护别人的义务。艾滋病病毒感染者和艾滋病病人在得知感染艾滋病病毒后应主动告知性伴或配偶，若继续同他人发生无保护性行为则为故意传播，将会受到法律的惩罚。

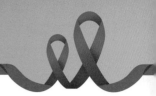

自测发现感染感觉人生无望

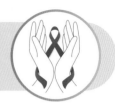

暗夜 20 岁以后，才进入同性恋这个圈子，暗夜说："自从接触这个圈子后，我觉得自己就是属于这个圈子的人。"

2023 年 4 月，暗夜酒后发生一次无保护的性行为。2023 年 7 月份，暗夜莫名地想测试一下自己是否感染了 HIV，于是就在网上购买了检测试纸。暗夜说："我没有任何窗口期症状，只是突然想测一下，是一种直觉。自测那天正好是周五。"通过试纸测试发现自己应该是感染了 HIV。由于六日两天是公休日，只能等到周一再去疾控中心做正规检测。他说："那两天自己完全是在恐惧与煎熬中度过的。我就感觉什么人生、理想、抱负通通都离我远去了，我的世界都崩溃了，感觉人生无望，生无可恋。我把自己关在房间里，不跟任何人联系。"

经过了六日那"漫长"的两天，周一一大早，暗夜没有去上班，直接赶到某疾控中心再次检测，当得到确诊的消息时，暗夜说："确诊之后，我的第一想法不是怎么治疗，而是想陪陪家人、陪陪朋友，珍惜和他们在一起的最后时光，然后选择自裁，了结自己的生命。"

朋友对待 HIV 的科学认知给暗夜帮助与希望

当时已经绝望了，工作时再也没有那种激情了，感觉做什么都心不在焉。平时同事、领导对暗夜都很好，一开始同事以为他只是感冒身体不舒服，在工作上尽量帮暗夜多分担一些。思来想去，暗夜还是决定要辞职，他说："我当时的想法是用我的积蓄和时间陪陪家人，然后悄悄地了却自己。"

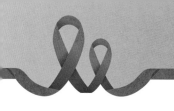

单位领导对于暗夜突然要求辞职非常不解，在百般追问之下，暗夜将自己患病的消息告诉了对方。暗夜说："我的领导没有像其他人对艾滋病这么恐惧，他说'我没有嫌弃你，我们还是好朋友，这个病是可以治疗的。在一些人眼中，这个病是很脏的，领导为了劝我，去网上查了很多关于 HIV 的资料。"暗夜之前对于 HIV 不是很了解，领导告诉他，这个病是通过性行为和血液传播，好朋友之间不会牵扯到这些，而且通过治疗可以控制疾病的发展。领导对暗夜说："你还有希望，你还有朋友，还有我们。"经过领导的劝说，暗夜对生活有了希望，而且一直都在正常工作，完全没有受病情的影响。暗夜说只有两个特别好的朋友知道他感染了 HIV，这两个朋友不但没有疏远他，反而比以前更加关心他。

因为好奇走入"同性"圈感染后对人生重新认知

暗夜四年前离开老家，独自来到某市。他说："在家里，我这个年龄早就被催着结婚了。之所以我能说服家里不结婚，家人也能接受了，主要也是和小时候的经历有关。"他说自己是不相信感情的，从小父母离异，他选择了跟随父亲生活，家里亲戚之间关系也比较淡漠，对他也不是很好。致使暗夜对感情非常不信任，他不相信感情，所以选择做一个"不婚主义者"。

在 20 岁之前，暗夜交往过两个女朋友。20 岁之后才开始接触同性恋这个圈子。暗夜说："在这个圈子里，我是不'处对象'的，只是把这些性行为当成一种发泄。在我个人认知里是不相信感情的，我只相信友情。像什么亲情、爱情，我觉得离我太远。"暗夜最早是通过网络、新闻、小说知道同性恋的概念。他说："人都是好奇的，喜欢探索。我是一点点想知道、想探索，慢慢就进入这个圈子了……"

自从今年 7 月份确诊感染到现在，暗夜也有一些变化和感触。他说："以前不是很珍惜的事，现在开始去珍惜了。会觉得留给我的时间不多了，我不知道什么时候人就突然没（死）了，虽然说这病在治疗上越来越有希望，但是这个希望的不确定性太多了。以前对一些亲情挺淡漠的，现在开始逐渐接受了。"以

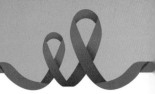

前暗夜从来不会主动给妈妈打电话，每次都是妈妈打给他，现在他会尝试着主动给妈妈打电话关心她。他说："连死亡都不可怕的时候，就没什么可怕的了。毕竟我是想过死亡的，连死亡我都想过接受的，还有什么不能接受呢……"

暗夜说："在自己检测后的周六日两天，除了觉得人生无望，我还一直在想用什么样的方式结束自己的生命。当疾控中心给了确诊的消息，我就开始做准备，把'后事'交代好、该陪的人多陪陪、了却一些人情债、写好遗嘱，然后选择一种不影响别人的方式结束自己的生命。"是那些好朋友，在暗夜最绝望的时候为他点燃了一盏灯。

🌿 原谅别人放过自己珍惜现在 🌿

暗夜平时喜欢看书，书中有句话让他印象深刻——原谅别人等于原谅自己，放过别人等于放过自己。

暗夜说原本他不记得是谁将 HIV 感染给他的，因为那天喝酒喝得很多。在暗夜第二次去医院取药的时候，见到了那个感染自己的人。暗夜说："对方看到我很尴尬，说了一句'你来了'，我很平静地回答'嗯，我来了'。从对方取药的经历来看，应该是早就患病了。"在刚得知自己被感染的时候，暗夜是很愤怒的，甚至想找到感染自己的人，决不轻饶。当真的与对方面对面时，暗夜说："当时我是平静的，感觉已经放下了。"

他说："珍惜我能呼吸的每一分钟，至少我现在还活着，什么困难对我来说都是可以克服的，心理上经历的一次大起大落，跌到了低谷，又重新得到了升华。亲情提升了，友情更重要了。珍惜自己拥有的一切，不要等真正发生了才去后悔。"

🌿 记者的话 🌿

我感觉暗夜对生活是积极乐观的。虽然也曾自我放弃过，但在好朋友的劝

慰下，他重新"活"了过来。他是不幸的，也是幸运的。

知识点 故意传播艾滋病是违法犯罪行为

在《中国疾病预防控制中心关于印发艾滋病宣传教育核心知识与艾滋病知识知晓率问卷的通知》（中疾控办发〔2016〕43号）一文中指出艾滋病病毒感染者也是艾滋病的受害者，应该得到理解和关心，但故意传播艾滋病的行为既不道德也要承担法律责任。不歧视艾滋病人是全社会的一种共识，但是，作为艾滋病人不积极治疗，恶意发泄对无辜者的伤害，故意传播"艾滋病"，法律是禁止的，请不要以身试法。

国际上有些国家根据本国的法律法规，对故意传播艾滋病的行为进行了判决。美国佐治亚州的法律规定，任何感染者和病人，有意隐瞒感染真相，与他人发生性行为、共享针具以及捐献血液、血制品、器官组织均属违法行为，被视为艾滋病传播罪，将被处罚10年监禁。新加坡《传染病法案》规定，任何人即使在还没有确定自己已经感染艾滋病，但有充足的理由可以估计自己可能已感染的情况下，在发生性行为之前，必须采取预防措施。如果违反规定不采取措施的，可能面临10年监禁，最高5万元罚金的惩罚。《俄罗斯联邦刑法典》第122条规定，"自知患有艾滋病疾患的行为人，将艾滋病病毒传染于他人的，应当处5年以下剥夺自由。对2人或多人，或对明知为未成年的人员故意实施传染艾滋病行为，应当处8年以下剥夺自由。"《巴西刑法典》第130条规定，"故意传播性病于他人者，处1—4年监禁。

我国相关的法律法规主要包括《中华人民共和国刑法》《中华人

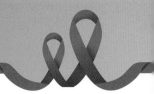

民共和国传染病防治法》《中华人民共和国民法通则》《艾滋病防治条例》等，2017 年又出台了《最高人民法院、最高人民检察院关于办理组织、强迫、引诱、容留、介绍卖淫刑事案件适用法律若干问题的解释》法释 [2017]13 号，对故意传播艾滋病病毒的行为有了明确的定义。

《艾滋病防治条例》第 38 条规定，"艾滋病病毒感染者和艾滋病病人不得以任何方式故意传播艾滋病"；第 62 条规定，"艾滋病病毒感染者或者艾滋病病人故意传播艾滋病的，依法承担民事赔偿责任；构成犯罪的，依法追究刑事责任"。

《传染病防治法》第 77 条规定，"单位和个人违反本法规定，导致传染病传播、流行，给他人人身、财产造成损害的，应当依法承担民事责任"。

《最高人民法院、最高人民检察院关于办理组织、强迫、引诱、容留、介绍卖淫刑事案件适用法律若干问题的解释》第十二条，明知自己患有艾滋病或者感染艾滋病病毒而卖淫、嫖娼的，依照刑法第三百六十条的规定，以传播性病罪定罪，从重处罚。

具有下列情形之一，致使他人感染艾滋病病毒的，认定为刑法第九十五条第三项"其他对于人身健康有重大伤害"所指的"重伤"，依照刑法第二百三十四条第二款的规定，以故意伤害罪定罪处罚：

（一）明知自己感染艾滋病病毒而卖淫、嫖娼的；

（二）明知自己感染艾滋病病毒，故意不采取防范措施而与他人发生性关系的。

《中华人民共和国民法通则》第 119 条规定，"侵害公民身体造成伤害的，应当赔偿医疗费、因误工减少的收入、残废者生活补助费

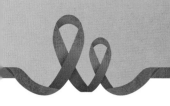

等费用；造成死亡的，并应当支付丧葬费、死者生前扶养的人必要的生活费等费用"。

《中华人民共和国刑法》第 360 条规定，"明知自己患有梅毒、淋病等严重性病卖淫、嫖娼的，处五年以下有期徒刑、拘役或者管制，并处罚金"。

也就是说，如果艾滋病病毒感染者和艾滋病病人在得知感染艾滋病病毒后应主动告知性伴或配偶，若继续同他人发生无保护性行为则为故意传播，适用于上述法条和司法解释，将被处以法律处罚。2008年 10 月 10 日的《华西都市报》报道，刘某明知自己感染艾滋病依然卖淫，被某法院以故意传播性病罪判处有期徒刑 4 年，并处罚金 2000元；2012 年 5 月 15 日的《法制日报》（现更名为《法治日报》）报道，谢某为报复罗某，将含有艾滋病病毒的血注入罗某女儿的胳膊内，致使其感染艾滋病，法院以故意杀人罪判处谢某有期徒刑 12 年；2014年 6 月 13 日的《大连晚报》报道，一名 HIV 感染者赵某，因与多个女网友发生性关系且故意不采取安全措施，法院以危害公共安全罪判处其有期徒刑 7 年；2014 年 10 月 28 日的《钦州日报》报道，HIV 感染者叶某，因嫖娼涉嫌故意传播性病罪，被判处有期徒刑 2 年。

故事中"暗夜"在得知自己感染后偶遇了把艾滋病传染给自己的人，愤怒无从释怀，最终选择了故作平静的接受现实。故意传播艾滋病是违法犯罪行为，切不可抱有侥幸心理，认为对方如果是感染者会畏惧法律，不敢故意传播，因为信息是不对称的，爱情又时常是冲动的、盲目的，往往在真的发生了传播事实之后有这样那样的原因，无从申诉。一旦被感染，接受法律惩罚的是对方，被迫改变一生的是自己。

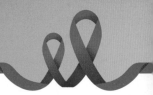

天生同性恋家庭温馨缺失

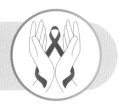

从灿灿的身上，我完全看不出"汉子"的影子，白净、文气、淡定……这是我对灿灿第一印象。

"我是天生的同性恋。"灿灿坦然地说，"我从小就知道自己的性取向。"在高二的时候，灿灿和同性发生了第一次性行为。灿灿说自己在一个不太和睦的家庭中长大，父母感情不和，经常吵架。高中时的灿灿性格叛逆，经常酗酒。灿灿说："那时父母经常吵架，我总是担心他们会离婚。"

情绪低落自我放纵侥幸成不幸

灿灿高考考入了某市的一所大学，刚上大学的前半年，生活还算平静。后来，因为家里的一些事情，灿灿心情非常不好，情绪很低落，经常会在网上找同性网友聊天，有聊得上来就会约出来发生性行为。与灿灿"约会"的有同校的同学，也有比灿灿年龄略大且已经工作的男人……灿灿说："通常情况下，在和网友约会时，是知道使用安全套的。"仅有的一次，因为当时没有安全套，他们就在没有任何保护措施的情况下发生性行为，就让灿灿感染上了HIV。灿灿说："当时是有侥幸心理的，觉得患病概率很低很低，而且对方看起来一点都不像感染者……曾经以为HIV离自己很远。"据灿灿介绍，感染他的那个人，看起来经济条件还不错。

在这次无保护的高危行为后的两周，灿灿身体出现一些异常反应。灿灿说："发烧，高烧不断，输液输了好几天都没有效果，而且出现皮疹。"后来在军

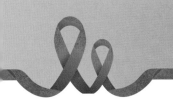

训的时候，皮疹特别严重。灿灿说："可能当时是窗口期，再加上劳累，皮疹特别特别的严重，全身尤其是脸上所有的毛囊都发炎了，而且痒。"当时去找医生，医生说灿灿是紫外线过敏，但灿灿自己知道那不是紫外线过敏，以前也参加过军训，从未出现过这样的状况。灿灿说："那时也一直发烧，就从网上查了一下这种现象，再加上之前有过高危行为，所以自己就怀疑是感染了HIV。"

确认感染积极治疗自我改变

灿灿在网上买了检测试纸，在卫生间取指血测试。灿灿说："看着试纸上出现了两条杠（呈阳性），当时各种感觉突然涌上来，不知道怎么形容，但是想到下午还有事情，我要是不去的话，别人就没有办法进行。我还是擦擦眼泪就去了，我自己都没有想到自己会去。"那一刻，曾经我行我素的灿灿好像突然间就懂得考虑他人了。

当自测确认自己被HIV感染，灿灿没有想象中那种冲击的感觉，内心好像已经默认接受了……"当时可能自己也知道那种高危行为，一直也在担心，只是不敢测（试），但测完之后呈阳性，反而踏实了。"灿灿说："当时没有马上接受治疗，而是咨询心理医生，那时心理压力很大，睡不好、失眠，也很害怕。"

在灿灿自己检测的半年之后，内心也逐渐平静，灿灿决定去疾控中心再确认一下。得到确诊通知书之后，便开始积极治疗。灿灿说："由于是国家提供的免费药，所以没有经济上的压力，不用和家人坦白，学生也能负担得起（药费）。主要是精神负担比较重，很多事情只能自己憋在心里不能说，自己感染了这个病只和心理医生说过，好朋友、家人都没有告诉。"因为知道这个病目前无法治愈，灿灿担心将来不能从事自己喜欢的工作、担心长期服药的副作用……所以会经常做一些奇奇怪怪的噩梦。每当和家人通电话时，听到妈妈关切的话语，询问灿灿："最近身体好不好？有没有生病？……"灿灿心里都非常难受。

自从开始接受治疗，灿灿的生活习惯也有了改变。因为服药的要求，在饮食上十分注意，也不再熬夜了，并且开始适当锻炼身体。每天灿灿都会按时上课，虽然性格不是很外向，但在学校也有一两个很好的朋友，平时也会和朋友一起聊聊天。灿灿对现在的生活状态比较满意。

理解家人善待他人提醒"后人"

灿灿说："如果没有感染这个病，我将来想当老师。现在来看，是做不到了，但也可能到公司工作。"除了工作问题，身为家里的独生子，迟早是要面对父母"催婚"的问题。灿灿坦言，从小就知道自己的性取向，是一个喜欢男生的男生，"如果幸运的话，能遇到对的人（同性）我会和父母坦白；如果遇不到，我就会说自己是'不婚族'。但是，肯定不会结婚，因为完全做不到。"至于自己的病，他从未想过让父母知道。

提到自己的父母，灿灿的语气流露出"心疼"。为了灿灿，父母虽然感情不和，但也没有分开，所以父母生活的都很不开心。灿灿说："上高中时有一次，我喝多了回到家里，和妈妈吵了起来，我不想他们离婚，妈妈当时伤心地哭了。"现在的灿灿，更希望自己的父母可以开心地生活。

曾经那些特殊的同性朋友，灿灿都不再联系了。灿灿说："当我自己用试纸检测确认感染 HIV 时，我好心提醒过那个人（在无保护的情况下与灿灿发生性行为的男人），我有考虑过他可能不知道自己感染了 HIV，可是他一直在狡辩，我就觉得不对劲了，所以我认为他应该是故意传染我的。"灿灿卸载了网聊软件，不想再接触那个圈子了。

灿灿说：因为自己是受害者，所以从未想过再故意传染其他人，只想以自己的经历去提醒未被感染的人们——千万不能抱有侥幸心理。"

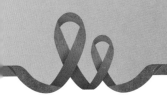

记者的话

与灿灿交谈，会让我觉得他在讲别人的故事，他很平静、不急不躁，也很善良，没有怨天尤人。

知识点 不能从外表判断一个人是否感染了艾滋病

灿灿的不幸在于对于艾滋病的认识不够清晰，艾滋病存在较长时间的潜伏期，艾滋病病毒感染者在发病前外表与正常人无异，决不能从一个人外表是否健康来判断其是否感染艾滋病。艾滋病病毒感染是一种长期的慢性感染过程，人体抵抗艾滋病也是长期的慢性过程，有部分急性期感染后出现类似"感冒"样的症状，灿灿就是在急性期出现了类似的症状，但我们无法分清是"感冒"还是艾滋病病毒感染。在感染以后的携带状态和艾滋病状态下，人体的表现是系统的机体表现：如消瘦、疲乏无力、反复的呼吸道感染和消化道感染，这些疾病有患者自身的症状，这些症状又无特异性，无肉眼可见的外在表现可以判断，只有通过医学检测艾滋病病毒和病毒抗体才可以知道是否感染艾滋病病毒。

爱 情

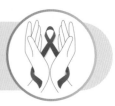

这个刚过完 30 岁生日的男生，在经历了被胁迫、遭强奸、感染 HIV……一次又一次绝望之后，仍然憧憬爱情。

他给自己取的化名叫爱情。那天下午，他身着红色毛衣、头戴黑棒球帽，安静地坐在窗前讲述自己，语调平静。只有左耳上的银色小耳钉，在他略黑的皮肤上偶尔跳动。

🌿 与自己和解 🌿

长到十来岁，我突然发现自己和别的男生不一样，喜欢和女孩们玩，和男生在一起会不好意思；关注班里学习好的男生，站在他们身边会脸红心跳……这种感觉从小学五六年级开始，上初中后更明显了。

初中男生流行一群一伙到谁家里去看 AV，我发现，看的时候我也跟大家不一样，我关注的仍是男生。

跟别人都不一样，这感觉挺可怕的，孤独，还有恐惧。那阵我时常问自己："世界上只有我自己这样吗？"

那时候，QQ 还叫 OICQ，我开始上论坛潜水。在一个同性恋论坛里，一位网友告诉我很多事，包括他自己的经历，那时我才知道，这种"另类"世上不只我一个。直到现在我们也没见过面，但我记得他说过的许多话，尤其是——这个世界和"外面"的世界一样，有好人也有坏人，要学会保护自己。

第一次见网友，是在 16 岁那年的夏天，和本地论坛里认识的一个人。在那

个论坛里我发现，和我一样的人，原来身边就有不少。和网友聊了很久，下决心见面时还是非常紧张，最后穿着校服就去了。那个男人比我大 8 岁，除了网上话题的延续，他还直截了当地问一些露骨的问题。说不上是受惊吓，也不能说是幻灭，反正回来以后想了好久，决定"掰直"自己。

"掰直"的方法，是和女生谈恋爱。那是我的高一同桌，一个活泼可爱的女生，我俩天天一起上学一起放学，中午一起吃饭，也手牵着手，也拥抱接吻，可勉强走到高二，心里越来越清楚，"硬掰没用"。

关起门来写日记，是当时疏解情绪的唯一办法。在写了整整两大本日记之后，我终于与自己和解，认可了"男同"身份。那一年，我 18 岁。

追爱

真正的初恋，降临在高考前，对方是本地一所高校大二的学生，比我大两岁。恋人对我无微不至，我也爱得毫无保留。可能是年少轻狂吧，我把他对我所有的好都认为是理所当然，以为自己真的可以为所欲为，相恋第三个年头，我劈腿了。

劈了个艺术院校的学生，阳光、帅气、渣。在一起才发现，他不只我一个，估计同时交着二三四五个吧……短短三个月，黯然分手。

两年后的一天，在公交车上偶遇初恋，当时心头一颤。他问我过得好吗，我反问他好吗。他说自己开了公司，正在创业。我又问，有朋友了吗，他说有了，正处着。我告诉他，我过得很好。那时的我，其实单身很久了。

随后的几年，我仍旧在生活中小心翼翼地隐藏自己，在论坛一个又一个聊天室里寻找着爱情。

"真实生活圈"里唯一一个知道我"同志"身份的，是大学一名同班女生。女孩喜欢我，有一天拉着我表白，我实在不忍欺骗，告诉了她实情。女孩听完就哭了，一直哭，哭着说"让我改变你吧，相信我，我能改变你"……我不知道怎么安慰她。

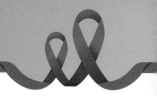

大学毕业后，通过网络又认识了几个人，但对方都是不想谈情，只想要性，渐渐地，我对这个圈子失望了。

代价

2014 年，通过一款聊天软件，我以为我又遇到了爱情。这个人网上所有资料都合我的心意：照片温文尔雅，谈吐风趣，年龄和我相仿……聊了两三个月，我想，是时候的见面了。

我们约在我家附近见，对方开车来接。上车的一刹那，我就怒了，他至少四十岁，一脸"社会气"的猥琐。我告诉他，我绝不会和他交往，他辩解没两句，就说："那就等着我把你的情况公开吧！我开赌场，开台球厅，小弟很多，你以为你跑得了？我找人盯着你，把你的事告诉你爸妈、你同事，连你的邻居都会知道……"瞬间我就丧了。三次见面，三次被迫开房，我实在忍受不了，从单位辞职，逃到一位朋友家。朋友劝我报警，可我想，报警也是暴露自己。

我拉黑对方不同号码打来的一个又一个的骚扰电话，觉得自己快被逼疯了。要是不得不出门，我会不自觉地无数次回头，确认有没有人跟踪自己。

比这更大的打击很快就来了——我突然发起烧来，白天高烧、晚上低烧，整整烧了一个礼拜。烧退之后，我决定回家，去验 HIV。我谈恋爱一向都很谨慎，从不会聊上一两天就去见面，更不会头一次见面就开房。只有那三次是毫无保护的，我提了，对方理都没理……

绝望

我去了家附近一家三甲医院做了艾滋病初筛检测，陪着去的朋友认识那里的医生。做的不是快筛，第三天上午，朋友打来电话，我看着手机屏幕，就是不敢接。铃声长久地响着，停了再响，第三次，我接了。阳性。尽管我多次想到过这个结果，但听到的那一刻，嗓子还是像被钳住了一样说不出话来，眼泪却

止不住地流。就这么无声无息哭了不知多久，我决定去做复查。确证结果还是"阳性"。拿到确认报告的那一刻，我觉得自己快要死了。

差不多有半年的时间，我每天脑子里想的就是"快死了"。绝大多数时间，我都躺在床上，什么也不做，谁也不理。脑子里并不是什么都不想，那段日子，我又强烈地觉得自己跟别人不一样了，那可怕的感觉又回来了。

没多久，妈妈看出异常："你嚷嚷买车这么久，怎么突然不闹了？""怎么了？你有什么事瞒着我？"准备说出口的那一刹，眼泪突然上涌，我一下跪在妈妈脚边，失声痛哭。妈妈听到"艾滋"两个字也哭了，我抱着妈妈哭，直到我们哭得筋疲力尽。我把自己的"男同"身份、感染 HIV 的事和盘托出，没敢说遭胁迫那部分，怕她听了更难过。当天晚上妈妈告诉了爸爸，爸爸没说什么，只是从此以后的饭菜开始换着花样做，给我"加营养"。

可饭吃得食不知味。每天我都是拨出来端回屋里自己吃，吃完刷好自己的碗筷。那个时候我并不知道艾滋病可以通过服药控制，固执地认为"自己有毒"，跟爸爸妈妈说我用过的所有东西，他们都不要碰。

一天下午，爸妈都出门了，我拿爸爸刮胡子的刀片割开了左手腕的皮肤。没出血，又割了一次；不深，又割一次……几次之后，我还清醒着，妈妈回来了。

那个冬天，我记得，没下过一场雪。

依然憧憬爱情

吃药是从发现感染后第二年开始的，或黄或白的三个小药片，每天需要同一时间服下。害怕服药后可能出现晕厥等副作用，我把服药时间定在了晚上十点半，让妈妈在我的房间陪着。吃了药我就躺下了，没有医生说的眩晕感，也不恶心，就是浑身发热，特别热。躺在床上翻来覆去，凌晨两三点才昏昏睡去。临睡时，看见妈妈还在床边。

吃了两周药，从没出现过医生所说的副作用，第三周，我跟妈妈说，不用

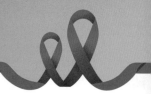

再陪了。渐渐地，我了解了更多艾滋病知识，知道只要按时服药，控制得好，艾滋病人也能和正常人一样寿终正寝。我不再想死了。

又过了一年，春天的时候，我找了新工作，那阵没什么事，又不想扔下专业，就每天回家闷头看书。那年我一次性通过了资格考试，偶尔加班到深夜或通宵，吃了药干活，觉得身体也还可以。

但得病之后，就没再遇到过爱情。有些病友把我对他的照顾，或是病友之间的相互慰藉认为是爱。我对他们说，我们只是朋友；感情好的，我会说，我们是亲人。

不忙的时候，周末都会来艾馨家园陪伴病友，每当有病友陪着陪着就过世了，我就会想到自己，黯然神伤。

现在生活挺平静的，多少学会了保护自己，只是在就医时会感到生活不便——几乎每个艾滋病人都有过被医院拒诊的经历。像今年年初，我去一家大医院想做个小手术，直言自己是艾滋病毒感染者，结果医生都没问病情，当即就拒绝了手术要求。

一晃已到而立之年，在经历了这么多之后，最想要的还是爱。其实我要的爱情很简单，两个人能够朝夕相守，能得到双方父母的认可，能养一条狗，能周末一起去看看自己或是爱人的父母，能有空了一起去旅旅游，就足够了。

但愿，余生能找到我的爱情。

知识点 年轻人应该学会保护自己，必要时寻求法律保护

青年是人生中生理和心理发生巨大变化的时期，青年人乐于接受各种想法、观念并付诸行动，其中也包括一些与感染艾滋病病毒相关的危险行为，为此很容易受到艾滋病的侵害。中国艾滋病疫情数据分析显示，每年新发现 15—24 岁病例逐年增加，70% 以上都是

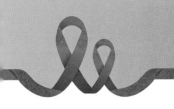

男男同性传播。青年人有对爱情的憧憬、有性冲动和性需求是很正常的现象，要树立正确的恋爱观、强烈的社会责任感。年轻人应该学会保护自己，恋爱交往中如果发生性行为一定要使用安全套。如果遇到性骚扰和性侵害要直接警告，制造机会逃离险境，必要时保护证据，及时报警。性骚扰和性侵害是不分男女的，青年男性遭遇性侵害承受的情感和心理压力和青年女性一样大，所以也要学会自我保护。

本故事的主人公"爱情"感染 HIV 显然是非常不幸的，他在"代价"这一段中的遭遇其实涉及一个非常严肃的法律问题——艾滋病的故意传播，如果发生性关系的另一方明知自己是一名艾滋病病毒感染者，还采取这种可能造成传播艾滋病毒给他人的方式，那么该人涉嫌违法。艾滋病病毒感染者和艾滋病病人在得知感染艾滋病病毒后应主动告知性伴或配偶。若继续同他人发生无保护性行为则为故意传播。《艾滋病防治条例》第 38 条规定，"艾滋病病毒感染者和艾滋病病人不得以任何方式故意传播艾滋病"。《传染病防治法》第 77 条规定，"单位和个人违反本法规定，导致传染病传播、流行，给他人人身、财产造成损害的，应当依法承担民事责任"。2019 年，最高人民法院、最高人民检察院、公安部、司法部联合下发了《关于依法严厉打击传播艾滋病病毒等违法犯罪行为的指导意见》中明确：明知自己感染艾滋病病毒或患有艾滋病而卖淫、嫖娼或者故意不采取防范措施与他人发生性关系，致人感染艾滋病病毒的，依照刑法第二百三十四条第二款的规定，以故意伤害罪定罪处罚。故事主人公完全可以拿起法律的武器维护自己的权益，然而由于不懂得法律和担心自己个人情况的暴露选择了隐忍受到的伤害，非常可惜，也令可能的作恶者逍遥法外。

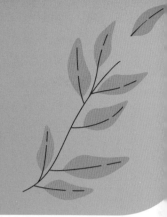

相比艾滋病，我更恨吸毒

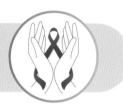

曾经的全国冠军，多次获奖，因吸毒感染艾滋病，又把病传染给了现在的丈夫。回忆往昔，她说，相比艾滋病，她更恨吸毒。

一克抵押物

直到采访结束，她都没想好化名，临分别，她说："叫我悲哀吧，我这一生足够悲哀。"

两个小时前，我们初相见时，她身上散发的悲凉就在蔓延。

她剪着短发，穿着暗色迷彩外套、黑色毛衣，皮肤黑黄，面色黯淡，似乎随时能融入萧瑟的初冬里。斜削的瘦颧骨上一点儿光彩也没有，满口牙齿也因多年吸毒掉了大半，让整张脸显得格外尖瘦干瘪，只有一双大大的凤眼飞到鬓角里去，虽然失了神，仍能透出昔日的娇俏。

悲哀的声音像被砂纸打磨过一样沙哑低沉，她用这低哑的声音、悲伤的语调诉说她人生的重大转折，悄然发生在1994年底，那一年她23岁。

"我6岁学艺，14岁入选本市一家专业艺术团体，在我干的那个行当，全国

没有一个人有我那一身本事,大奖拿了一个又一个……"说这话的悲哀,眼中突然有了光,但只一刹那,那光又暗了下去。

那时,她每个周六从团里回家,骑一辆紫红色的 26 单车,吸引无数人的目光,也包括在她家附近开服装店的前夫。前夫托人找到她哥哥提"处对象",这个大她 8 岁的男人,对她疼爱至极。

两人于 1995 年结婚,婚前服装生意走下坡路,前夫和她商量,转行干起了游戏厅。

"他总说他疼我,宠我,做什么都为了我好,可他明知道我什么都不懂,那个时候单纯得要命,却带我吸上了毒。"

游戏厅开了没多久,一天,前夫的一个朋友来找他们借钱,掏出一小包白色粉末做抵押物。"其实钱不多,只有 1000 多块,但当时并不知道那人窝藏坏心,以为他过不了多久就会来赎,我们就收下了这包海洛因。"

这包一克左右的海洛因,被扔在游戏厅银台的抽屉里好几个月,一直不见物主来赎,悲哀已经忘了它的存在。直到有一天,前夫翻东西时发现,抖出一小撮来,夹着烟丝放到卷烟里抽了起来。

"他让我也试试,我明知道毒品不是好东西,但想想他一直对我特别好,就抽了。"从偶尔吸食到成瘾依赖,大约用了半年时间,悲哀慢慢发现,可有可无的海洛因开始变得必不可少,如果一个月不抽上一回,就会觉得像得了感冒一样浑身不适,整个人怕冷、没劲儿,不思茶饭。后来吸食间隔变短,量也增大,一天不吸,就像被蚂蚁啃噬着全身。

海洛因的吸食方法,也从最初裹到香烟里混着烟丝抽,变成放到锡纸上烧灼后吸食,进而演变为皮下注射、静脉注射。"到最后,抽一次管不了 24 小时,整个人都完了……"

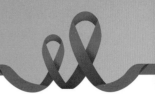

送走前夫

"吸毒毁了我的一切，一想到这个，我就从心里怨恨我前夫。他知道我年轻时什么都不懂，可他常年去南方打货，接触过那些（吸毒）人，他懂啊……"整个交谈中，悲哀数次流露出对前夫的怨恨，但她说，她还是亲手送走了他，一直照顾他到离世。

前夫是2012年去世的，死因是长年吸毒导致的肝硬化。最开始在家附近的医院治疗，随着病情加重，去了总医院。那时的他俩，被吸毒拖累得几近赤贫。

"我们俩的血管里，流着多少套房子、多少辆豪车，多少钱啊……吸毒就是个无底洞，吸光了我的一切。"悲哀说，吸毒最初，游戏厅的收入足以支撑，毒瘾渐大，游戏厅经营日暮西山后，就开始吃存款、卖房卖车、典当金银饰品……前夫病重的时候，家当已经典无可典，她连拖带拽把昏死过去的前夫拉到总医院一楼门诊大厅，看着大小便失禁的他被医护人员推进抢救室，"那感觉太扎心了，到今天还清楚记得"。

前夫昏迷的次数越来越多，出入医院的频率越来越高，这样的状况持续了半年。一天早晨前夫想在医院的病床上起身，起来后突然说了句"我这回真不行了"，同时眼睛、口鼻里都涌出了血……吸毒者的静脉不好找，医护人员奋力抢救的时候，前夫的头慢慢垂下去，没了气息。

戒毒发现患艾滋

前夫走后，悲哀感觉生活更艰难了，每天用掰着手指头就数得过来的钱，来对付毒瘾这个时时纠缠的恶魔。"那阵儿吸毒已经不是为了舒服了，只是为了不难受。因为太穷，大家凑钱买毒品，轮流注射……"悲哀说，就是那阵，她染上了艾滋病，但彼时的她，浑然不知。

2013年秋，朋友给悲哀介绍对象，对方也是"毒友"，悲哀见了，挺对心

思。这是个憨厚老实的男人，脾气好得不行，最重要的是，对她好。

两个人在一起，总算有了照顾，从那开始，悲哀和丈夫约定，两人一起戒毒。其实在那之前，她"戒过无数次了"，为此花了家里不知多少钱，每一次都是出来没多久又开始复吸，有时甚至是当天，哥哥为此差点和她断绝关系。

但这一次，他俩约定，一定要把毒瘾成功戒掉。

戒毒最初去的安康医院，随后就能在市内的"服务点"申领美沙酮了，同时需要定期去安康医院做血液检测。2014 年夏天，她和丈夫如期去安康医院抽血检查，被告知她感染了艾滋病。随后丈夫检测，也是阳性。

"听到消息的那刻，心里咯噔一下，脑袋就蒙了，头部发胀，心往下沉，感觉自己这回真完了……"悲哀说，得知患病的场景，像刻在了她脑子里般清晰。回家后，她和丈夫躺在床上，整宿整宿睡不着，可又什么都不想做，就那么一宿一宿睁着眼躺着，直到天明。

"委屈、后悔、绝望、烦躁……好在丈夫没有埋怨我，他说他认命，还对我和从前一样好。"悲哀说着，看了她丈夫一眼。

陪她前来的丈夫此时脸也转向了她，看着她温柔地笑了，低声说自己以前也查过，没有病。两人在一起后，不仅性生活没有防护，更主要的是共用注射器吸毒。"半夜毒瘾上来，药店都关门了，买不到注射器，就随便翻找个用过的，用自来水涮涮用……找出来的注射器也许是两个月之前用过的，也许更久，谁在乎呢，瘾上来满脑子没有别的，就一件事——赶紧吸上……"

后来两人慢慢了解艾滋病知识，知道这病"有治"，开始每天服用抗病毒药物。"不过因为吸毒，现在身体都'糠了'，饭量小、睡不好、肝不好、肾也不行，很容易生病。社工总劝我说，以前没有这么多抗艾滋病的药，现在可选的治疗方案多了，说不定哪天这病就能治愈了，但我这身体，还等得到吗……"

对于为什么在患了艾滋病之后还坚持戒毒的问题，悲哀说，虽然看不见希望，但还是想活下去，"不戒毒，怎么活下去"？

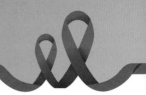

陪她前来的丈夫这时插了一句："所有人都把吸毒者当成瘟神，就连病友都不愿意跟我们联系，嫌我们是吸毒的……你看，这人一吸毒啊，就全完了，谁都不会再相信你了。"

知识点 吸毒危害和共用注射器危害

毒品不能碰，毒友要绝交。"一朝吸毒，终身戒毒"这句话不是危言耸听，俗话说：身瘾好戒，心瘾难除。其实根据最新的研究显示，吸毒成瘾是一种具有脑实体改变的慢性复发性脑病。对于毒品的依赖单单靠意志力就想戒断可以说是痴人说梦，正如故事的主人公经历的人生一样。吸食海洛因成瘾，然后和其他静脉注射吸毒者共用未经消毒或消毒不完全的针具感染了艾滋病，这样原本拮据的生活变得雪上加霜。还好现在我们针对静脉注射感染艾滋病的阿片类吸毒人员推行了美沙酮戒毒药物维持治疗，预防吸毒传染艾滋病的重点不再是使他们彻底戒断毒品，而是采取一种替代或维持的手段，降低风险。使更多的吸毒成瘾者减低对毒品的依赖，减少毒品的使用及造成的危害。使他们能够回归家庭，回归社会，过上正常人的生活。

近年来，随着我国实施针具交换项目和美沙酮戒毒药物维持治疗等项目。我国以注射吸毒感染艾滋病得到有效控制，但是一些新型毒品，如冰毒、Rush等对艾滋病防治带来新的挑战，吸食毒品能够降低防护意识、增加感染风险，特别是青少年要抵制毒品诱惑！

我曾是"MB"男孩

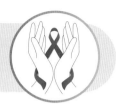

"MB"、吸毒、患肺结核、染艾滋病……快餐自己也觉得自己的情况"有点儿复杂"。他说他现在已经不再做"MB"了，也极少碰毒品，但明天在哪儿，他不知道。

🌿 第一次"给了男人" 🌿

"MB"是moneyboy的简称，意指向同性出卖肉体的男孩。快餐是我采访的艾滋病患者中唯一一名"MB"。29岁的他已在外地漂泊多年。

很多人对男性性工作者的设想都是高大帅气，快餐显然不符合这一设想：他个头中等，身材单薄，单眼皮，瘦长脸，脸色苍白，只有一双眉毛浓黑有型，被病态的肤色衬得越发乌黑……不管怎么说，他都算不上长相漂亮的男人。

交谈中常常会发现，快餐在说到某个细节时闪烁其词，有些情节前后矛盾，或是时间顺序混乱，你不太容易猜出，他是出于自我保护，还是因吸毒损伤了大脑，抑或习惯了说谎。

几个月前，快餐还是社工的重点救助对象——他因感染肺结核导致严重肺积水，生命垂危，CD4也低到了极值。快餐说，那阵子他常感觉死神就在一步开外看着他，他也不知道自己是怎么熬过来的。好在妈妈从老家赶来照顾他，这也是他离家多年后，妈妈第一次长时间陪伴他。

快餐的家乡在偏远农村，母亲失去双手，父亲是普通农民，哥哥在5岁时被"倒插门送了人"，而他14岁离家，跟着同乡外出打工。

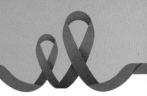

最初的工作，是在小工厂里织纤维布，后来跟着乡亲去饭馆当服务员。长到十八九岁，快餐发现自己"有点怪"——不仅喜欢女生，也喜欢男生。

虽然追过女孩，但他的第一次，却给了一个年长他20多岁的男人，那年，他19岁。

被包养的"初恋"

在饭馆当服务员时，工作之余，同乡常带他四处去玩，那个中年男人就是在同乡带他去的一个聚会上认识的。那时的他，懵懵懂懂地觉得自己喜欢男生多一点儿，但除了偶尔和"哥儿们"搂搂抱抱，快餐未作他想。那次聚会，他明显感到这个壮实、温和的中年男人对自己感兴趣，聚会后请他去吃夜宵，打听他在哪家饭店打工，之后，就时不时到他打工的饭店吃饭。

当月快餐房租没有着落，中年男人帮他交了房租，两人很快到了一起。

中年男人把快餐带回家，介绍给全家人。那是位于市中心的一套三层别墅，里面有像模像样的健身房。中年男人和妻女说快餐是他新认的干儿子，于是快餐管中年男人的妻子叫干妈，喊他的女儿为姐姐。

那是快餐印象深刻、日后不时想起的一段时光，不是出于对中年男人的爱，而是迷恋对方将自己带入家庭，让他体味到了家的温暖感。

"吃饭会等我到了才动筷子，周末全家人逛街也带上我，干妈和姐姐都帮我选衣服……他们对我都太好了。"快餐说，中年男人对他极为重视，女儿的男友第一次登门时，中年男人让他过来吃饭，他因贪玩晚到3小时，进门时发现，满桌饭菜一筷未动，大家都在等他开席。而见到他的那一刻，中年男人并没有铁青着脸，而是温和地笑着向女儿的男友介绍了他。

中年男人给他买金项链，比饭店老板的还大还沉；买很多礼物送他，让他不再为钱发愁；天天车接车送，亲自开车接快餐上下班……这样的日子持续了半年多，快餐越来越不自在。"他总把我的时间安排得明明白白的，我所有的

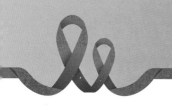

休息时间都得跟他在一起，我不能和别的男人接触，也不能和同乡们一起去网吧、旱冰场玩……而且他还有些举动很奇怪，比如提前一个招呼也不打，半夜三更来我租的房子找我……"

快餐想要分手，中年男人不同意，愤怒中掐着他的脖子不松手；快餐想离开这个地方，中年男人用菜刀把快餐的身份证剁个稀烂；快餐买了火车票，中年男人叫上很多人到火车站找他……在火车站候车室的长椅上找到快餐时，中年男拉着快餐不放，快餐拉着椅子不放，僵持下，围观的人喊来了民警。

"他不让我走！"

"他偷我东西！"

民警不管怎么问，两人就这么重复着各自的答话。民警觉察出怪异，问两人什么关系，让他们拿出身份证到车站派出所去做笔录，中年男人死活不肯出示身份证，悻悻然离去，快餐在民警的护送下上了南下的列车。

假结婚，卖孩子

列车的终点是深圳，快餐在那儿待了一个月就把带的钱花得精光，又回去了。之后的一年多时间里，中年男人四处寻找快餐，不停给他打电话，尤其是逢年过节，但快餐没敢和他再见面。

22 岁那年，快餐在 KTV 里当服务员，有个和他关系不错的"小姐"怀孕了，"发现得晚了，打孩子容易大出血，只能生，我俩于是谈了笔交易"。他们的交易是假结婚，"小姐"肚子里的孩子有了名义上的父亲，快餐也能搪塞过去父母的逼婚。

只办事，不领证，快餐父母给的聘礼还没到孩子落生，就被他们花光了。"估计没人见过那么可怜的产妇和小婴儿吧！别的女人生孩子，都是一家老小伺候着，东西备得齐全，我们这三四个 20 多岁的毛头小子啥也不懂，就连孩子出生时要用的包被都没准备，慌乱得不知去哪儿买，而且，当时也是真没钱。"

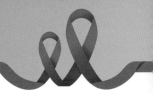

无奈之下，快餐给初恋打电话，让他感动的是，电话挂断十多分钟，初恋就带着妻子赶到了，给他们交了住院费，留了生活费，还买了所有产妇和新生儿所需之物。每天嘘寒问暖，送来热乎乎的饭，各种营养汤。"我什么都没跟他解释，他以为我真的结婚生子了，对我的态度变化挺大的，来了就是送汤送饭，逗逗孩子，问问产妇想吃什么，转天再来。"

产后第 7 天，母女出了院，当天宝宝就被亲妈送人了。

"我给孩子洗了 7 天尿布，半夜起来给她冲奶粉，从什么都不会，学着一点点儿照顾她，怎么也是不舍得。也有朋友劝我留下她，可孩子不是我的，我家里又穷，留下她也是白给我爹我妈添累赘……"快餐打听收养孩子的家庭经营产业，十分富足，已经有了一个男孩，在上幼儿园，还想再添个女儿，于是劝慰自己说，孩子养在这样的家庭，远比跟着他们有出息、不受罪，但人家抱走孩子的时候，快餐还是哭了。

成为 MB、吸毒、染艾滋

和"小姐"分道扬镳后的一段日子里，快餐失业在家，整日无所事事，上网成了唯一消遣。那时的他，已经明确自己只喜欢男生。一个网友叫他"来某市赚钱"，给他打了路费，快餐于是来到某市，到了才知那个网友是个 MB，在他的引领下，快餐也成了 MB。

快餐回忆，那段日子天天住网吧、吃板面，穷得叮当响，但干了两三个月，还是不想干，又回去了。

回去和朋友开水果店、卖日用杂品……快餐干过很多行当，但干啥啥赔，晃来晃去，还是回来继续做 MB。他说，自打干上这行，再没想过回饭馆端盘子。

后来的记忆，快餐叙述得混乱又模糊，时而 A 市，时而 B 市，还在老家待过一段时间。干上这行后，他常应客人之邀陪对方吸毒，从不曾想过不戴安全套的性行为有多危险。在性生活和吸毒都十分疯狂的那段日子里，在一次酒吧

提供的免费检测中，他被查出感染了 HIV。

"他们给我打电话，告诉我有这病，但 CD4 数值高，暂时还不用吃药，我就觉得可能问题不大吧……" 快餐与其他 HIV 感染者最大的不同是，他在得知患病的一刻没有觉得天塌地陷，后来在疾控工作人员的讲解下，才慢慢知晓这病的真面孔，知道哪些情况下需要做好防护。

那时的他，继续靠 MB 的收入生活，还不愿意接受抗病毒治疗。

"该查的都查，该吃药吃药，是在 2013 年吧，身边接连有人因为这个病死去，最好的朋友也死了……" 快餐回忆那段时间，先后死了 7 个人，把他吓坏了，他认真吃起药来。

但吸毒让他 "顾不上吃药，常常忘了吃"，艾滋病抗病毒药物吃吃停停，导致病毒产生耐药性，快餐的身体每况愈下，那一年年末，他终于一病不起。

击倒他的是严重肺积水，他虚弱到爬不起床来，在床上也只能侧卧，不敢乱动，"只要平躺就胸口疼，吃什么吐什么，人瘦到只剩一把骨头"。

叫人来陪，身边的朋友没一个心甘情愿，偶有人来，也只是坐在旁边玩会儿手机游戏，想不起给他端茶倒水。快餐连喝了 7 天水，粒米未进，觉得自己要死了，就在这时，他租住的廉价小旅馆的老板娘怕他死在旅馆里，把他撵了出来。苦苦央求朋友后，快餐被送到第二人民医院。那时他的 CD4 只有 2 个 /μL！

在社工的帮助下，快餐的母亲接到消息来照顾他，在医院里陪了他一个多月。快餐被积水压到变形的肺，终于慢慢恢复过来，罹患的肺结核也进入非活动期。肺积水之后，快餐说他再没吸过毒，不过几次因 "帮人带毒" 被判过刑，每每到了监狱，一验 CD4，就因数值太低被判监外执行。

🌿 染艾滋之后遇到喜欢的人 🌿

快餐曾在某市一个同性恋聚集的酒吧与初恋意外相遇。快餐请初恋吃饭，聊起往昔，对方笑说 "当年怎么那么傻"。快餐回到家还在想，他是对自己最好

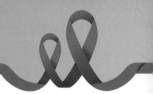

的人，一直有亲人的感觉。"他的电话号码一直存在我的脑子里，离开他，我真有点儿后悔。"

本已要结束的采访，突然被快餐的一句话延续，快餐说，他也有过真爱，和对方同住将近一年，"真的是喜欢，不过我俩啥都没干"。那是 2015 年，他得知身患艾滋病之后。

"他有没有病，我不知道。他很有钱，一年给我花了不少。"快餐说，对方也是老乡，在这边做生意，让他住在自己家，却又表现得不像喜欢他的样子。同住一年，从没对他提出过性要求。他逮到过对方不止一次与他"闺蜜"逛街，跟在后面很久，却没勇气走上前去揭穿。

"我这个人真的心特别大"，这么描述自己的快餐，说那段日子心情好时会很疯，可"不知怎么的就不开心了，一个人闷闷的，甚至想自杀"。对方越不理他，就越作得越厉害。

"他脑子特别好，别人想不到的事情，他都能想到。谋划一件事，总是考虑周全，即便出现意外，也在他的意料之中。"快餐说到爱人，和所有小女生一样，眼睛陡然放出亮晶晶的光，语气里满是崇拜。但这光很快又黯淡下去，他说男友对他不冷不热，他实在忍受不了，砸了男友的家，把电视都砸烂了，一地狼藉。那之后，他搬了出去，而对方一再躲他，直到失联。

"后来我拿朋友的微信加了他好友，偶尔上朋友圈看看他去了哪儿，吃了什么，和谁在一起。我俩的所有照片，我都存到一个微博上了，没事就会上去看看。"说这话时的快餐，语言不全是苦涩，也透着往昔的满足与甜蜜。

没有明天，也不想回家

"我之前不好好吃药，现在已经耐药了，好几种药吃了没效果。"说回艾滋病，快餐说，他以前的生活虽然混乱，但还想着买房、想着能找个对象，觉得生活有盼头。得病以后，尤其是最近两年，觉得自己"随时会倒下，活一天赚一天"。

交谈中数次提到过初恋给了他家的感觉，但对于自己真正的家，快餐并不想回。他说哥哥前些年已经把父母接到自己家住，父母兄嫂都知道他患艾滋病的事。妈妈虽然一直很疼他，但每每回家，都会反复嘱咐他"离孩子远点儿，别抱孩子"，还给他准备单独的碗筷与洗漱用品。"那是我亲侄儿啊，不让我碰，每次回家都特崩溃，谁还愿意回……"说完这话，快餐低着的头，久久没有抬起。

> ### 知识点 ▶ 给青少年更多关爱
>
> 　　过早独立生活的"快餐"，青春期懵懂之时，遭遇性取向的困惑，本应得到更多的关怀，却没有父母和靠谱的长辈朋友的陪伴和正确的引导，缺少家庭的温暖，最终颠沛流离 29 年，留下苦涩的回忆，糟糕的健康和艰难的未来。关爱和重视青少年成长，保护他们的身心健康，充分尊重少年儿童生长发育规律，用科学的方法引导他们树立健康的恋爱、婚姻、家庭及性观念，是全社会的责任，是预防和控制艾滋病、性病传播的治本之策。父母是第一任老师。家庭生活方式对孩子有着深远的影响。家庭对孩子健康的关心和爱护，对孩子的身心健康有深刻影响，对孩子的健康负责，是孩子和整个家庭幸福的基石。家校共育，事半功倍。健康的体魄为人生加分，不良的健康观念和生活方式则成为青年幸福成功路上的绊脚石。无论是家庭还是学校，都应该以为青少年的身心健康负责，为他们的未来负责，为社会培养有担当有作为的人才为己任，这不仅关系到个人和家庭的幸福，也与国家的未来息息相关。

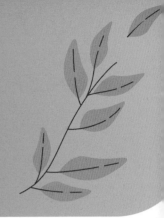

被迫结婚生子，"坑"惨了她

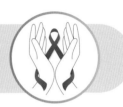

今年 45 岁的小空是一名转业军人，目前，在一家国企工作。因为他曾经的网名叫"爱转眼就成空"，所以他希望在稿件中使用小空这个化名。小空是一名男性同性恋者，但他也曾结过婚，膝下有一个 10 岁的儿子。最终，这段仅以传宗接代为目的的婚姻只维持了两年，就以离婚收场了。

从小看电视剧一直喜欢"男主角"

小空虽然个子不高，但有着军人的挺拔，不笑时很"man"，笑起来则多了几分柔和。小空十八九岁的时候来的 A 市，20 岁时应征当了兵。大约 2000 年的时候，小空从部队转业进入了一家国企。

小空说，十几岁的时候，就意识到自己喜欢同性了。"小时候，经常看电视剧，就发现，我最喜欢的一直都是男主角，不喜欢女主角。"不过，那时，在农村，年龄又小，只是懵懵懂懂的，直到转业后，才正视这个问题。但不敢告诉任何人，更不敢找人交往，觉得有些丢人，所以心里一直很压抑。

大约 1997 年，偶然的一次机会小空知道了当时在"男同圈"流行的"厕所

文化",才意识到原来并不是他一个人这样,还有很多像他一样只喜欢同性,不喜欢异性的人。

被迫结婚生子,"坑"惨了她

小空的"男同"身份,他老家的家人一直都不知情。小空说,不想告诉他们,即便告诉了,他们也不会理解他。

十多年前,本想此生都不会结婚生子的小空终于没有拗过家人的压力,找了老家的一位姑娘,步入了婚姻殿堂。"农村很讲究传宗接代,我上面只有一个姐姐,实在没办法,拗不过啊!"小空无奈地说。

小空说,像他这样的"男同",硬和一位女性发生性关系是件特痛苦的事儿。结婚前,他整整憋了半年,妻子怀孕后,他们就开始分床睡了。这段无爱无性的婚姻,最终只维持了两年就结束了。

"离婚是女方提出来的,原因就是无爱、无性。她总是找各种理由和我闹,但我一直都不理她。无奈之下,她才提出分开。我顺水推舟地答应了。"小空说,离婚后,因为心里愧疚,家里所有的财产都留给了女方。儿子一直跟着妈妈在老家,他则每月按时给他们邮寄生活费。"离婚这么多年,孩子妈妈直到现在都不知道我的'男同'身份,她也一直没有再婚,我把她给'坑'惨了。"小空说,如果孩子妈妈离婚后,能够尽快找到合适的伴侣开启新的婚姻生活,他心里还好受些,但她一直都没再找,前不久,她还托老家的人过来说和,想要复婚。

"我现在这种情况,更不可能答应了。"小空的声音有些哽咽,说一直觉得对不起儿子和儿子的妈妈。

一次4人的"约炮",彻底毁了自己

小空查出感染艾滋病是在2016年9月份。小空说,他知道男男性行为感

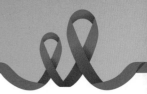

染艾滋病的风险很高，所以一直很注意，很少像其他人一样随便找朋友。

"我和别人交往，第一看中的是爱，然后才是性。"小空说，他的感情史很简单，只有两段，第一段就是和他的战友在一起的那三年，第二段感情维持了两年，刚刚分手，对方是一个小他好几岁的研究生（也是一名"男同"）。

"我们是通过 QQ 认识的，他研究生毕业后，在公司上班。第一次见面我去找的他。说实话，他长得真不是我喜欢的类型，个子不高，也不帅。简单聊了两句，我就想走。不过，他很喜欢我，一直是他在追我。后来，发现他特别会照顾人，很暖男，我才同意和他交朋友的。"小空说，因为不在同一个地方，他们一周最多能见一次面，赶上对方工作忙加班，一周一面也见不上。

2016 年端午节假期，男友加班，爱玩的小空去外地找了"炮友"。"四个人一起玩的，都没采取安全措施。"小空说，事后，他很忐忑，总担心会出事。回来后，他就将事情告诉了男友。"当时，我对他感情还不是很深，如果再处久点，我肯定不会出去玩了。"小空说，小男友知道后，一直安慰他，后来在他一再要求下，小男友从网上买了两套测试纸，分别进行了艾滋病检测，小男友没事，小空却如他所担心的一样中招了。

小空说，那天晚上，他虽然很困，但根本睡不着，脑子里乱极了，心想着这辈子就这么完了。没想到，小男友并没有嫌弃他，一如既往地照顾他。转天，还陪他到医院进行检测。"可以说，刚刚查出感染艾滋病毒的那半年，我整个人都是恍惚的，多亏了有他一直陪在身边。他给我做饭，陪我说话，帮我掏耳朵、剪指甲，和以前比没有任何变化。"小空说，小男友从 2016 年一直陪到他 2018 年，整整两年的时间，直到他迫于家里压力，准备结婚前，他们才正式分手。

小空说，很感激这个男友，要不是他一如既往地陪伴，估计他很难从崩溃的边缘恢复过来。

💐 "余生不知道还有多长，愿尽力多帮助别人" 💐

小空说，他很惨，不仅查出感染了艾滋病病毒，还感染了梅毒。自从查出病后，他再没有过高危性行为，即便当初和小男友还没分手时，对方提出需求，他也是坚决拒绝。现在他按时吃药，规律生活，定期检查，一直做得很好。

小空每个月拿到手的工资大约是 5000 元，虽然每天都要吃药，但是因为有医保，目前并没有给他增加过多的经济负担。小空说，他已经彻底走出来了，没有任何怨恨，有余力时还会给有需要的艾滋病感染者提供力所能及的帮助。"助人就是助己，安慰别人就是安慰自己。"

不仅如此，小空还会经常参加一些有关预防艾滋病的公益宣传活动，他给一些年轻的男性同性恋者提出忠告：年轻人要克制，不要因一时冲动乱来，不要"约炮"，最好找一个固定的伴侣，发生高危性行为时一定要采取安全措施。艾滋病感染者更要洁身自好，管理好自己，保护好别人。

小空说，现在父母已经过世了，儿子是自己最大的牵挂。每年寒暑假，他都会回老家把儿子接来住一段时间。不过，小孩子顽皮，也令他很头疼，他最担心万一儿子弄出了伤口，自己处置不了，怎么办？

一说到儿子，小空的眼圈又红了……

知识点 ▶ **艾滋病合并性病，应该怎么办**

近几十年，伴随着艾滋病疫情的不断增加，艾滋病和几种常见性病如梅毒、淋病、尖锐湿疣、生殖器疱疹和生殖道沙眼衣原体感染等之间的合并感染情况也变得日趋严重。我国有学者分析发现我国男男同性恋（MSM）人群中 HIV 和梅毒的共患病率从 2005 年的1.4% 显著上升到了 2008 年的 2.7%。美国 CDC 曾经报告 25% 的一

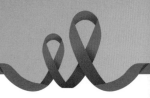

期梅毒和二期梅毒病例存在 HIV 共感染，在 HIV 感染者中梅毒的发生率相对于全人群梅毒感染的发生率要高 77 倍。HIV 感染者若同时感染性病，不但性病症状会更加严重，如梅毒患者会有重症临床表现如坏死性溃疡和眼梅毒的发生，且治疗起来会更加困难，临床医生通常会考虑加大给药力度和延长疗程。HIV 感染者若合并感染梅毒时，梅毒螺旋体抗原刺激被 HIV 感染的 CD4+T 淋巴细胞，HIV 复制增加，使患者病毒载量明显升高，CD4+T 淋巴细胞数量下降，机会性感染风险增高，梅毒感染加速了艾滋病病程的进展。

另外，有部分接受过抗病毒治疗后的 HIV 感染者其性行为风险意识会有所下降，可能更容易发生高危性行为而导致梅毒等性病发生或治疗失败。由此可见，对于 HIV 感染者和艾滋病病人，相较于感染性病后进行治疗，及早对其进行行为干预以及宣传教育，减少高危性行为，预防艾滋病合并性传播疾病的发生才是最有意义的手段。对性行为活跃的 HIV 感染者来说，梅毒的常规血清学检查推荐是至少 1 年 1 次，而对那些有多个伴侣、无保护性行为、非法吸毒或者其伴侣有以上行为的病人，建议进行更加频繁的检查（每 3—6 个月 1 次）。一旦查到感染性病，在常规服用抗病毒药物的同时，积极进行相关性传播疾病的治疗。

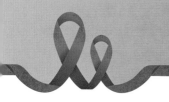

游走在危险的边缘

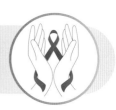

深秋渐凉的下午，小瑞正耐心地为前来进行艾滋病检测的疑似感染者做着咨询。一项项高危风险的评估询问，让受检者的情绪更加焦躁不安，小瑞不慌不忙、有理有据，悉心疏导着对方的思绪，让他们最终放下芥蒂，配合完成检测。

小瑞在这个公益组织当志愿者已经有 3 个年头了，每每看到前来做艾滋病检测咨询的人，他都会发自内心想帮助他们走过这个人生中最为忐忑、焦虑、恐惧的阶段，希望能用自己微不足道的力量来引导他们科学、理性看待艾滋病，甚至帮助他们坦然接受感染 HIV 的事实。或许，小瑞是在他们身上能看到自己 3 年前的无助与沮丧；或许，小瑞是想那些有着相同经历的人能少走些弯路；或许，只有在这样的环境中，小瑞才能活得坦然一些，才能躲避世俗的眼光。

小瑞目前的生活很简单，每周 6 天都在做防艾志愿者，为有需要的人提供艾滋病检测咨询；而他的生活又很特殊，他结过婚，6 年前离婚，离婚后，进入"男同"圈子，小瑞和前妻有个儿子，今年 7 岁，在读小学 2 年级。3 年前小瑞发现感染了艾滋病，现在他和染病后才交往的男友一起带着儿子共同生活。

小瑞的人生经历难免让人瞠目结舌，可这些对他而言就是真真实实的生活。小瑞已是而立之年，曾经的他并不排斥与女性产生感情，但在大学期间，小瑞交过一个男朋友，也是从那时起，他走进了"男同"的世界。交往多年，无疾而终，对方经不起家里催婚的压力，选择了分手。后来小瑞认识了他的前妻，选择走进婚姻却并非全因家中催婚生子，小瑞与前妻是真的因感情相投才有了

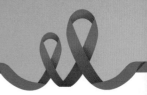

结婚的想法。婚后不久，小瑞就有了儿子，然而因为性格原因，小瑞与前妻的争吵越来越频繁，感情变得越来越淡，爱情难抵柴米油盐的侵蚀，在儿子1岁多的时候，这段婚姻终究宣告了失败。

离婚后，小瑞把儿子送到郊区的父母家养，他一个人生活，失败的婚姻让他对女性感到些许的抵触，婚姻琐事的磕碰让他更加向往男性恋人间把酒言欢、潇潇洒洒的爱恋，这样的想法也将小瑞重新带回了"男同"的世界。

事实上，在感染HIV前，小瑞是知晓艾滋病的，他也知道"男同"会更易感染艾滋病，所以每隔三到五个月，他都会主动检测一次艾滋病。然而，知晓归知晓，行动却是行动，因为没有安全措施的性行为，小瑞还是被同伴感染了艾滋病。

回想那段日子，小瑞还是心有余悸。2015年5月，小瑞出现艾滋病的急性期症状，持续半个月的腹泻、发烧，让他误以为是肠胃炎，自己在药店买了点儿药。然而，症状并没有缓解，持续1个月的病痛，让小瑞的身体越发感到吃不消了。到医院检查，也没有什么发现。小瑞想到查一下HIV，结果呈现了弱阳性。

看到这样的结果，小瑞的心情从没如此的沮丧。好像常在河边走终有一天湿了鞋一般，感染HIV，是意外却好像也是意料之中的事，小瑞除了怨自己，也怨不起别人。他找到同伴，看着对方暴瘦的体型就询问起他身体状况，而对方只敷衍他是家族遗传的糖尿病、高血压所致。尽管如此，小瑞还是好心地提醒对方要去做个全面的检查。

回到租住的小屋里，小瑞一个人躺在床上，身体差到极致，他虚弱到连出去买点儿吃的的力气都没有。说起那段时光，小瑞眼圈有些红润，声音也变得哽咽。幸运的是，他在人生最低谷时，遇到了社区组织，也是社区里的其他志愿者帮助他一步步接受正规的艾滋病检测和治疗。7月份，小瑞开始服用艾滋病的治疗药物，因为发现早、治疗早，他的身体免疫系统没有受到很大破坏，

经过一段时间的调理，小瑞的各项指标都恢复得不错。

那个时候的小瑞生活很窘迫，社区邀他来当志愿者，虽然只有微薄的酬劳，小瑞却很欣喜，他能够帮助和他一样迷茫无助的人了。小瑞后来认识了现在的男友，刚在一起时，对方并不知道小瑞的病，得知后，对方一度想放弃，却被小瑞的执着与真挚追了回来。

小瑞的故事让人有些不解，他了解艾滋病，也知道它的传播途径，他能做到定期检测是否感染 HIV，却为什么不能在性爱中做好安全措施，好好地保护自己呢？小瑞说："对于很多人来说，'男同'的世界有些神秘，可对于我们来说，爱男人和爱女人都是一样的，交往时间长了会有深厚的感情和信任，当对方提出咱们这次别用安全套了，这就是恋人间很正常的要求，是顺理成章的，你不会把它和艾滋病联系到一起。"

小瑞选择了同性世界的奇妙，也付出了欢愉之后的沉痛代价。儿子到了上学年龄，他把孩子接回了身边，每天除了上班，就是接送孩子上下学、做做饭、带孩子出去玩玩、辅导孩子做功课，生活看似没有任何不同。小瑞对儿子很严厉，儿子没有直接问过他，却问过小瑞的男朋友"你为什么和我爸爸住在一起，我的家为什么和别人的家不一样"。儿子偶尔也会提醒小瑞"爸爸，你该吃药了"，但儿子也贴心地不问小瑞有什么病，为什么要吃药。小瑞觉得这样很好，因为他现在并不想告诉儿子自己的事情，他想等孩子再大一点，大到能理解他、尊重他的选择，再向他解释、坦白自己的所有。

说起父母，小瑞很是愧对，自己真的是没有能力照顾他们。小瑞和男朋友每月的收入仅有几千元，减去房租、孩子上学和自己吃药的花费，真的是所剩无几，十分拮据。小瑞不想让认识他的人知道他感染 HIV 的事，他说："我生病的事只告诉了我姐，其他人我肯定不会告诉的，不然在我们村子传开，我父母都没法待下去了。"

小瑞有个心愿，他希望等到儿子上了大学，他就能搬到南方居住，他不喜

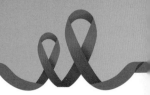

欢北方的冬天，总是冷得让人寒彻入骨。小瑞说："儿子上了大学，我的任务就完成了，到时候他去过自己的人生，我会离他远远的，省得别人会因为他有我这样的爸爸而嘲笑他、鄙视他。那个时候，我能洒脱地抛下一切，真正地为我自己而活，不用理会周遭的眼光，不用在意别人的看法，过一回我自己想过的生活。"

知识点 安全套使用方法

专职从事艾滋病检测咨询的小瑞，对艾滋病有比较深入的了解，也知道性行为中使用安全套的重要性，但还是因为轻信同伴感染了艾滋病。艾滋病目前没有疫苗可以预防，掌握预防知识、拒绝危险行为，做好自身防护才是最有效的预防手段。目前为止，坚持在每次发生性行为时全程、正确地使用安全套仍然是预防经性途径感染艾滋病的最有效的方法。不能通过生殖器外观判断一个人是否感染了艾滋病病毒，更不能依此决定用不用安全套。

坚持每次正确使用安全套，可有效预防艾滋病 / 性病的感染与传播。选择质量合格的安全套，确保使用方法正确。

安全套的使用步骤：①看有效期；②用手撕开包装；③分清正反面；④捏住小气囊套在阴茎上；⑤用指腹顺势套至阴茎根部；⑥结束后抓紧根部取出，避免液体流出。

正确使用安全套需要注意以下几点：

· 每一次性行为都要使用新的安全套，不重复使用。

· 全程都要使用安全套：即在阴茎接触阴道、肛门或口腔之前，就要戴上安全套；

· 良好的润滑对防止安全套破裂是很重要的；只能使用水性的润

滑剂，油性润滑剂容易造成安全套破裂；

· 射精后应立即抽出，注意安全套有无破损。如有破损，应考虑去相关机构进行咨询检测。

· 使用安全套不意味着可以放纵个人的性行为。

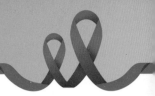

年近七旬感染艾滋病 12 年

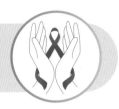

老根觉得，在他的身体里住着两个人。白天，他是家里的主心骨，孙子的好爷爷，邻居眼中的老实人。而到了晚上，内心中的坏人就会出现，让他抵挡不住去外面"找快乐"的诱惑。感染艾滋病的这 12 年间，老根一直隐瞒着家里人，怕这个家因此而支离破碎。他不知道，身体里的哪个人才是真正的自己……如今，看着身边的老战友、老同事相继离世，他只希望自己的病情能够得到控制，余生有更多的时间看着孙子成家立业，生活幸福。

治疗梅毒时发现感染艾滋病

老根在 2006 年底检查出感染了艾滋病，他至今也不知道是谁传染给了自己，和很多年轻人不一样，老根当时根本不知道这是个什么病，更不懂它的危害，以前甚至没有听说过。那个时候，互联网还没那么发达，后来他对这个疾病的了解都是通过疾控中心和传染病医院的医生。

虽然早已娶妻生子，但波澜不惊的家庭生活，似乎不能让老根就此满足。32 岁那年，他在一次去公共厕所的时候，无意间发现两个男人在里面亲热，这样的事情他以前从没听说。老根说，自己骨子里应该就是这样的人，否则应该马上离开，而不是越来越觉得好奇。那之后，他心里总想着这件事，尤其是每次喝完酒之后，都想去看看，时间长了，便进入了这个圈子。当时，他本来有一个幸福的家庭，妻子贤惠，儿子可爱，迈出这一步，老根常用"倒霉"这两个字形容，觉得自己一步错，步步错。

开始的时候，老根接触的同性很少，为数不多的几个都是有家庭、有孩子的，他觉得这样的人安稳，不会影响到自己的生活。很快，他有了一个固定的伴侣，两个人在一起七八年的时间。这期间，老根没有再接触过别人，两个人虽然要好，并没有发生性关系。直到后来，对方因为孩子去外地上大学准备一起离开这里，央求他之后，才发生了第一次性关系。

这个伴侣离开后，老根没有再交往过固定的人，他觉得自己开始慢慢变坏。只要有时间，他就会去浴池等地方寻觅，很有可能也是从那些场所感染了艾滋病。

2006年，老根患上了梅毒，已经出现症状，到医科大学总医院治疗时已是梅毒二期，同时被查出感染了艾滋病。他知道这是被同性传染的，但却不知道传染源是谁。那个时候，身边的感染者很少，他从不知道，男性之间的性爱，不用避孕套也能带来这么大的危害。

老根最担心的是将艾滋病传染给爱人，从那时起，他就跟妻子分房而睡。由于小孙子的降临，爱人全身心照顾孩子，也没有对自己产生任何怀疑。最早的几年，老根只是定期复查，并没有服药。直到2009年，他在传染病医院治疗肝脓肿，听了医生的劝告开始服药，控制病情。服药期间也经历过挫折，但是由于严格按照医生的要求治疗，这些年来艾滋病控制得比较平稳，没有出现严重并发症。

希望老伴儿养好身体一起旅游

这些年来，老根一直小心翼翼地瞒着家人，每次取完药之后都会换一下药瓶，说自己服用的是钙片和维生素。他怕家里人知道这个情况后无法接受，他觉得对妻子亏欠很多，所以在其他方面尽量弥补。老根了解到平常的生活接触不会传染，从孙子上幼儿园时起，他就负责接送。如今，孙子已经上初三，和他们老两口非常亲近。

在家庭中，老根说他从不想外面的事情，一家人其乐融融，他最大的心愿就是看着儿子一家三口平平安安，孙子能够如愿考上重点高中。无数次，他想断绝和外面人的来往，可是又因为一次次的"没出息"而失败。在矛盾的时候，身体中的坏人总是胜利。

这 12 年来，他努力隐瞒，不想让任何人知道。但在一次住院做手术的时候，弟弟知道了实情，这也是唯一一个知道他病情的家人。弟弟没有因此疏远，反而对他更加关心，常常叮嘱他要服药，保重身体。

保重身体，是老根现在常常说的话。进入老年，每每看到有人离开，心里都会低落一阵。这几年，他每年都会和战友、同事旅游，今年刚刚去过西藏。他希望操劳了一辈子的老伴儿能出去玩玩，可是她的身体状况不太好，常年积劳成疾，腰腿都落下毛病。医好她的疾病，能一起出门旅游，是老根现在最大的心愿。最近，老根又出现了梅毒的症状，是旧病复发，还是又染上新病，他自己也说不清楚。只希望这次疾病治好后，老根能够完全回归家庭，彻底打败身体中的坏人。

知识点 ▶ 性病增加艾滋病风险

有人说：性病与艾滋病是一对孪生兄弟。故事中的老根是在治疗性病的同时发现感染了艾滋病，到底性病与艾滋病之间有怎样的关系，性病患者更易感染艾滋病还是艾滋病患者更易感染性病呢？目前我国传染病防治相关法规规定监测的包括梅毒、淋病、生殖道沙眼衣原体感染、生殖器疱疹和尖锐湿疣五种性病，而广义的性传播疾病还包括乙肝、传染性软疣、生殖系统念珠菌病、阴道毛滴虫等二十多种可通过性接触传播的疾病，严格意义上来讲，艾滋病也属于性传播疾病的一种。多种性传播疾病与艾滋病病毒感染关系密切，研究发现

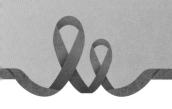

世界上性病发生率高的地区，艾滋病毒的感染发生率也一定会很高，它们之间有着相辅相成互相促进的紧密联系。所以，性病患者是艾滋病易感的高危人群，同时艾滋病患者也更容易感染性病。究其原因，医学界有如下几点共识：

①性病艾滋病有着共同的传播途径。几乎所有的性病都是通过性接触传染的，而这正是艾滋病的主要传播途径。而且，性病患者与艾滋病患者通常发生于性活跃阶段的青壮年，有着相似的特定的易感人群中。

②性病增加 HIV 的传染性：性病患者多在阴部及外生殖器部位患有炎症或糜烂、溃疡，为艾滋病毒的侵入提供有利条件，使其很容易进入人体并迅速蔓延。大量流行病学和生物学研究表明：生殖器破溃糜烂性性病和非破溃糜烂性性病都能够增强艾滋病病毒的传播。而且，艾滋病病毒也改变了一些性病的发生、发展的病程。大量的流行病学研究证实，与正常人相比，淋病、梅毒、沙眼衣原体感染、生殖器疱疹、软下疳等各种性病病人中的艾滋病感染的危险性增加了2—10倍，其中梅毒、生殖器疱疹和软下疳等以生殖器溃疡为特征的性病病人感染艾滋病的危险性更高。因此，性病可以促进艾滋病的传播。同时性病患者由于机体的免疫防御系统受到破坏，因此又可以加快和加剧艾滋病的发病。

③性病可增加对 HIV 的易感性：性病病原体感染人时，往往引起炎症反应，而炎症又使淋巴细胞增多，由于淋巴细胞是艾滋病病毒进攻的靶细胞，所以它的迅速增加起到了吸引艾滋病病毒入侵的作用。

④感染艾滋病毒后，由于身体免疫功能下降，更易感染性病，并且可使已感染的性病潜伏期缩短，病情加重且发展更快。例如尖锐

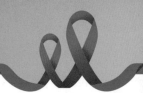

湿疣患者合并艾滋病可使疣体大量泛发和反复发作，治疗过程延长。

一些性病和艾滋病早期症状并不明显，具有隐蔽性。只有通过及时抽血化验才能发现。所以，一旦有过高危行为，应及时到正规医院就诊，绝大多数性病经过正规治疗是可以完全治愈的。而且，在确诊性病后，仍要坚持正确使用安全套、夫妻或性伴双方同时治疗，以减少性病的进一步传播和感染 HIV 的风险。

双性人生，愧疚的两面人

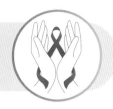

戴着黑框眼镜，肤色黝黑，胡子拉碴的老李，今年 45 岁，看起来忠厚老实，现在是医院的护工。见到我们时，他表现得非常紧张，双手不停地搓动，额头上微微冒汗，他说接受采访这种机会太难得了，就怕自己说不好。

结婚生子，尝过生活中的苦与乐

老李的前半生和普通人一样，走着循规蹈矩的路线。他来自北方某个小县城，祖祖辈辈都是农民。中学时候，有女同学觉得老李长得周正帅气，主动追求他，但他没什么兴趣。老李坦言只欣赏那种能歌善舞的女生。

初中毕业后辍学回家务农。父母包办的婚姻，21 岁结婚，三年后女儿出生了，之后又有了儿子，婚姻生活安稳幸福。妻子是个非常传统善良的女人，对家庭尽心尽职，起早贪黑地照顾一家老小。家里的经济来源主要是老李外出打工的收入，妻子也在家附近服装厂和工地打零工贴补家用。

在外打工，老李干过很多活儿，哪儿给钱就去哪。刚来城市打工那阵子，居无定所，时常在火车站买几块钱的站票进车站睡觉，或者去肯德基麦当劳借宿一晚。后来经人介绍在医院当护工，有些特殊的病人，比如传染病病人和精神病病人，大家不愿意去，但老李愿意，因为可以多赚点钱。老李边说边扯开衣领给我们看他脖子上的抓痕，这是现在正在照顾的精神病人挠的。只要能赚到钱，老李不在乎自己吃点苦，最苦闷的是没有找到工作的时候，经济比较拮据。

2009 年妻子在工地不幸被砸伤，手脚暂时活动不了，老李只能回家照顾妻

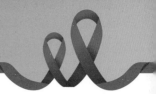

子。雪上加霜的是，母亲查出胃癌，紧接着父亲又查出直肠癌，生活的重担压得老李喘不过气。料理完家里的事情，老李又踏上了外出打工的路。

交往同性，不懂保护感染艾滋

虽然已经结婚生子，但老李始终不能磨灭心中一直以来对同性的幻想，他认为自己的内心是渴望被保护的，遇到喜欢的男人会感到脸红心跳。得知某立交桥附近的花园有很多"圈内人"，老李闲暇时喜欢去溜达，被这个圈子深深地吸引着。在同性圈子交往的第一个人是白哥。白哥非常照顾他，经常请客吃饭，这让孤身在外的老李感到非常温暖。某天白哥带他住了一晚上快捷酒店，他们水到渠成地发生了关系。之后白哥再找来，老李有点不想见白哥了，他认为白哥经济也不宽裕，不能让他总去开房花钱。他把白哥当恩人来相处，希望为白哥做些什么，但是不愿意白哥太破费。

老李慢慢地肯定了自己是双性恋。在外打工，跟妻子聚少离多，老李总是对男人间那点事心痒痒。为了结交圈内人，他经常去"同志"浴池洗澡。在浴池里面跟别人对上眼缘发生关系是常有的事，经常不戴安全套，觉得那玩意碍事，也没想过会得病。

2011 年 5 月的某一天，老李在"同志"浴池看到可以检测艾滋病抗体，经过疾控中心工作人员的讲解，知道了自己可能有危险。老李想检查一下，看看自己是不是健康，如果身体健康，白哥家里有什么事情需要献血还可以帮一把。当时检测的人说可以用唾液检测，就像刷牙一样，就接受检测了，测完医生说可能有问题，还让老李采血进一步检测。

拿到确证阳性结果时，老李傻眼了，认为得了这种病就是要死了，感觉天塌了一样，什么都听不进去，只是不停地哭，加上当时没有工作，觉得人生很无助。祸不单行，同时检测出来的还有梅毒阳性。

老李后来怀疑，艾滋病可能是从浴池四哥那里传染过来的。四哥人长得帅

气，招人喜欢，常混迹在浴池里。老李记得在跟四哥发生性关系时痔疮破了，再后来听别人说四哥是艾滋病病毒携带者。这也只是推断，回想起自己放纵的行为，老李真说不清到底是谁传染的。

🌿 坎坷的治疗之路 🌿

老李在医生的建议下，去 A 市打了三次长效青霉素，先治好了梅毒。在 B 市定点医院开始服用艾滋病的抗病毒治疗药物。在给一个艾滋病病人当护工时，老李第一次见到发病的人，感到极度害怕，一看见他就想到死亡，想到自己尚未成年的孩子。

治疗之路并不是很顺利。吃药头一个月，心理压力很大，药物的副作用再加上有其他基础疾病，老李脸色发绿，验血发现缺铁，白细胞高红细胞低，最严重时，身体状况特别差，走路都走不了多远。回到老家传染病医院，没有专门治疗艾滋病的科室，其他科室都不接收。老李觉得自己大概活不过两三个月，妻子每天以泪洗面，当时把寿衣都买好了。还好后来的病友带来消息，让他去地坛医院治疗，换了抗病毒药物的组合，住院输血，之后血色素也达到了正常指标。现在体重长了二十斤，CD4 值在 600 左右，身体好多了。

自从患病以来，让老李感到很难受的是，到处遭遇歧视。生病期间，叔伯家哥哥来家里看望后，就把他得了艾滋病的事情传了出去。小地方人不了解艾滋病，大家都在传，为了避嫌他只能谎称自己得的是白血病，但乡亲们都像躲瘟神似的躲得远远的。

老李平时吃药都是偷偷地吃，不敢让别人看见药瓶上的标签。之前照顾过一个梅毒患者，老李告诉了他病情，第二天就被辞退了。现在大多数人听到艾滋病携带者都会歧视，老李也不敢让别人知道自己的病情，不然连护工的活儿也会接不到。

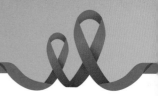

虽是病人，但不愿当罪人

妻子得知老李喜欢男人之后，非常生气，痛苦万分，有过几次激烈的争吵，但对老李得病又感到难过和心疼，毕竟她非常在乎这个家。在吵吵闹闹中，两人感情也冷淡了，经常一年到头没有一次夫妻生活。这个可怜而淳朴的农村中年妇女，压根没有想过离婚，只是经常哭诉不想守活寡，也害怕哪天丈夫先走了自己撑不起这个家。老李觉得亏欠她太多了，极度愧疚。

尽管如此，老李还是控制不住自己跟同性交往。当提及爱情时，老李说起了2015年在微信上认识的×市男朋友阿辉。阿辉在一个酒店上班，单身但是公开出柜了，在微信上他们相谈甚欢，认识半年后邀请老李去找他。老李觉得被阿辉的魅力吸引，如果不去肯定会后悔，于是答应去。老李拿着阿辉买好的机票，体验了人生中第一次飞机之旅。在那住了一个星期，阿辉下班接老李去吃夜宵，给老李港币鼓励他白天出去逛逛大街小巷。老李猜测阿辉也是艾滋病患者，因为看见他偷偷吃药了，但是相互之间没有戳穿，发生关系时使用了安全套。一周后老李回到内地，但阿辉在他心里烙印更深了。几周后阿辉再次请老李一起去泰国旅游，那段时光是美好的，但背叛妻子的罪恶感也日夜煎熬着自己。同性间很难有长久的相守，时间长了还是慢慢就淡了。

2017年老李认识了一位病友贾哥，两人开始交往，但没有发生过性行为。贾哥性冷淡，在查出感染艾滋病之后对性行为产生了恐惧。两人现在已经同居，属于心灵上的陪伴，没有肉体接触。说到这里，老李翘着兰花指推推眼镜，笑着说现在上着班能出来接受采访，多亏贾哥在医院替他看护病人。

在妻子和男性同伴之间切换，老李时常感到很罪恶。他很后悔念书少，不懂保护，稀里糊涂就把日子过成了这样，现在最要小心的是不要把病传给身边的亲人和朋友，那样的话罪就更大了。他告诉自己要保持乐观的心态，多帮助病友们，永远感谢病友在鬼门关前拉了自己一把。思绪纷乱时，他喜欢唱歌

来缓解压力。妻子为了家庭和孩子，也在慢慢尝试与他和解。在采访接近尾声时，老李给我们展示了手机里一组他跟妻子二十周年结婚纪念日的艺术照，其中有一套造型，老李穿着白色的婚纱，妻子穿黑色男士西服，照片中两人笑逐颜开。

关于未来，老李说妻子是要一起走完一生的人，毕竟不管怎么样还是爱她的，老了还是个伴。已经出嫁的大女儿知道老李的病情，在上技校的小儿子不知道，只希望他能健康长大，成家立业，希望亲人平平安安。接下来这几年，趁着身体还行，老李想多赚点钱，让家人过得好一点，家庭始终是自己温暖的港湾。

> **知识点** ▶ 保密、反歧视
>
> 《中华人民共和国传染病防治法》及《艾滋病防治条例》中规定"未经本人或者监护人同意，任何单位或者个人不得公开艾滋病病毒感染者、艾滋病病人及其家属的姓名、住址、工作单位、肖像、病史资料以及其他可能推断出其具体身份的信息"，同时规定"任何单位和个人不得歧视艾滋病病毒感染者、艾滋病病人及其家属"。让"老李"难受的正是自己感染艾滋病病毒的信息泄露之后遭到的歧视，做护工的时候告知雇主自己的感染状态后第二天就被辞退。反观"老李"的遭遇，乡亲们对他"都像躲瘟神似的躲得远远的"可以看出，有些老百姓对于"日常生活接触不传播艾滋病"的基本认知还是不了解，正是由于了解不够才会歧视。歧视的存在不仅给艾滋病病毒感染者及艾滋病病人本人及其家属带来痛苦和不便，使得他们不敢将病情告知周围的人，就像老李一样，"平时吃药都是偷偷地吃"，"不敢让别人知道自己的病情"，更不利于周围的人和他相处时采取

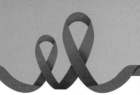

防护措施。因此艾滋病防治工作中还需加强大众人群的宣传教育工作，只有老百姓都能正确认识艾滋病了，对艾滋病的歧视才能消除。

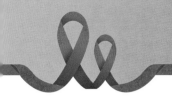

我算"同妻"吗？我是被丈夫传染的

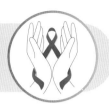

"我是两个孩子的母亲，我是被丈夫传染的。丈夫一再说他不是同性恋也不是双性恋，只是出于好奇，但他在长达数年的时间里，不止一次和男性发生关系……我算什么？他又置我们的家于何地？"33 岁的李丽（化名）身材娇小，看起来比实际年龄要小许多，俏丽的瓜子脸上化着精致的妆，薄呢外套与职业裙装显得十分干练。

她说，她唯一庆幸的是查出有病时，小宝儿刚断奶，孩子经过检查是健康的，"孩子要是有事，真不能活了"。发现患病后，她不仅加入艾滋病病友群，也进了两个"同妻"群，很多"同妻"不愿离婚，认为离婚代价太大，碰到群里有人这么说，她会回复："别管代价多大都离婚吧，一旦被传上这个病，再做什么都晚了……"

查出患病时，小儿子刚断奶

"我是 2007 年底经人介绍和丈夫相识的，怎么说呢，现在想想，那时才 22 岁，急什么，可当时就觉得自己老大不小，一定要赶紧把自己嫁出去。"李丽说，丈夫个子高高的，长得挺丑，比她大 4 岁。她因为自己身高的原因，对高个儿男生有着异常的好感，再加上认为男生年纪大懂疼人，很快确定了婚事。

"我们算是闪婚，认识 2 个月就谈婚论嫁了，转年 6 月领的证，正式成为夫妻。"

2011 年女儿出生，2013 年儿子出生，李丽忙着带孩子，没留意过丈夫的

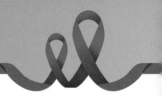

异常。

"其实怀老大时他就露出过马脚，但我那时不懂，并没放在心上。"李丽说，一天清早丈夫出门忘带手机，她出于好奇翻了翻手机内容，发现里面有两个QQ号码，其中一个自己从没见过。在那个QQ号里，丈夫跟一个男人打情骂俏，那个男人管丈夫叫老婆……丈夫很快回了家，完全不理会她的追问，她虽有疑惑，但随着女儿落生，便把这个细节抛诸脑后了。

2015年4月，丈夫要去做痔疮手术，在医院进行术前检查时被告知患有艾滋病。她跟着去查，HIV也显示阳性，"初筛就没过，我先知道的答案，因为丈夫死活不肯去拿结果"。想起儿子断奶不到半年，李丽连忙带孩子又去查了查，好在孩子一切正常。

"得这病其实有征兆，丈夫反复起红疹，起了一个多月，怎么吃药都下不去。我呢，高烧半个月，当感冒治怎么治都不见好，突然有一天，烧退了。"回忆患病最初，李丽说。

我算"同妻"吗？我劝所有"同妻"别再隐忍

"同妻"，即男同性恋的妻子，嫁给的不是同性恋，就是双性恋男子。2015年调查数据显示，目前中国大陆约有1600万女性身份是"同妻"，其中超9成都出现了抑郁症状，超1成的"同妻"有过自杀行为。

在这1600万"同妻"中，不少人在结婚前并不知情，而婚后的每天，她们都活在孤独和压抑中。但李丽说，除了怀女儿时发现丈夫可疑的QQ聊天记录，生活中他的行为并无异常，直到现在，她也"没觉得他哪里不对劲儿"。

"发现患病后，我们把孩子送到我妈家，整天四目相对，谁也不说话，关系特别僵。"李丽对丈夫充满了恨，但丈夫辩解，他和同性发生性行为的次数并不多，只是出于好奇，而且这么做的另一个原因是"找男人不容易被家里人发现"。李丽接受不了这个解释，两人打得很凶，持续了一年，后来她不想知道答

案了，一心想离婚。

丈夫死活不肯，各种抵抗，李丽反复思量，觉得离婚的话两个孩子不会都判给自己，舍弃一个孩子的痛，她无法承受。就这样，婚姻拖到了今天。

"我丈夫小时候挺苦的，他父亲不喜欢男孩，偏爱他的双胞胎妹妹。8岁时父母离婚，他和妹妹都跟了妈妈，但他妈妈无力抚养两个孩子。他爸爸当时非常绝情，说'没人要这孩子，我就送人了'，于是我丈夫跟着奶奶长大，十分缺爱。"李丽说，丈夫如今年近40，仍很幼稚，比如给孩子买零食，他会给自己也买上一份，然后和孩子并排坐，一起吃"好吃的"。如今她出来工作，压力大事情多，每天都要忙到很晚，但丈夫还是不时打来电话或要求视频通话，不停地骚扰她。

"他不出去工作，也没医保，之前做生意赚过钱，后来赔了200多万，人变得暴躁，也不轻易相信人。发现患病后，性格更怪异了，现在天天就是在家宅着，折磨人……"李丽说，她甚至时常觉得有人跟踪她，而跟踪她的人，就是丈夫。

有限的闲暇时间里，李丽除了照顾孩子，还会上病友群或"同妻"群和大家聊天。她一直怀疑自己的"同妻"身份，因为从恋爱到现在，先生和她的性生活一直正常，即便得知患病后她十分厌恶，但丈夫仍然兴致勃勃。

"很多'同妻'都害怕离婚，觉得离婚不体面，或是财产损失大，但我说，什么都没有健康和幸福更重要，要是真被传染上这个病，代价才是真的大呢。"

在病友群里，李丽也不时发言，她说她不鄙视同性恋，觉得男人喜欢男人没关系，但"大大方方喜欢男生就好，别骗婚，别糟蹋无辜的女孩子。"

才30岁，已经没有明天可言

"我是个挺要强的人，但现在害怕的事情太多了，从来不敢奢想明天。"李丽说，她怕生病，因为特别怕看病，怕去医院，只要一去医院，就会被拒诊，个

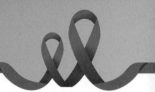

别医生甚至当众暴露她是"患了特别的传染病的人",让她在众目睽睽下难堪不已。

她连去第二人民医院拿药都怕,怕碰到熟人,怕排队的时候只有自己一个女子,怕检测 CD4 的数值变低。

她更怕同事们知道她患病,她说她从不主动和同事们吃饭逛街,实在推却不了的聚餐,她会用公筷夹食物。"我总怕吓着人家,万一有一天他们知道我有这病,想到我们曾经一起吃过饭,会不会被吓坏?会不会觉得恶心?"

她最怕的是不知该如何告诉父母和孩子自己的病情。"父母年纪都大了,经受不了这么可怕的打击。孩子还小,等他们长大了怎么跟他们说呢?他们会嫌弃我吗?我见过医院里一个身患艾滋病的老母亲,儿子、儿媳把她扔在那儿,再也没管过……不管怎么说,不管能活多久,先把孩子养大吧,我一定要把孩子们养大!"

李丽说,她心里非常明白日常接触不会把艾滋病传染给他人,但她几乎很少和同事相处,更不敢和孩子共用一个水杯、一个饭碗。"万一嘴里破了我不知道呢?我不能把孩子置于危险之中……"

"我婆婆十分要强,移民已经 10 年了,拿到了居留证,就是为了我们,为了孩子。要不是我们患了这个病,一家人可能早就移民走了,现在前途在哪儿,孩子以后怎么办,实在不好说……有这个病还能移民吗?政策允许吗?"采访最后,她问疾控工作人员。

知识点 同妻

　　一部分男同性恋对自我的性取向不认同，迫于父母逼婚压力和传宗接代的生育要求，会选择与女性结婚，从而产生"同妻"，即同性恋的妻子。在公共卫生领域，同妻泛指所有发生男男性行为的男性的妻子和女友。由于男男性行为人群属于艾滋病和性病感染的高风险人群，相应地同妻也面临着艾滋病和性病的感染风险。此外，同妻由于处于无爱少性的婚姻状态，家庭功能残缺，缺少社会支持和法律支持，大部分患有抑郁症，并有自杀意念和自杀行为等严重的心理健康问题。很多女性对于同性恋不甚了解，识别能力极低，常常误以为对方是"正人君子""柳下惠"，当代社会"闪婚"现象也导致女性对男方性取向考察不足。同时由于性教育缺失，婚后妻子不能及时察觉性生活的异常，即便发现对方是同性恋，亦会误认为性取向是可以纠正的。

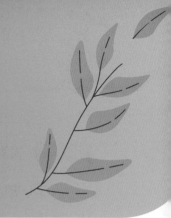

抗拒治疗让他彻底失去光明

俗话说,三十而立。很多 30 岁的男人,已经成家立业,肩负起家庭的重任。然而,33 岁的嘿咻,注定要在黑暗中度过余生。感染艾滋病后,由于抗拒治疗,他发生了非常严重的并发症,以至于双眼失明。追悔莫及的他,现在只希望能找一件力所能及的事情去做,为父母减轻一些生活负担。

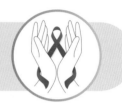

无偿献血被告知感染艾滋病

嘿咻是一名同性恋者,他在 17 岁时真正意识到这一点。之前虽然交往过女朋友,但他总是觉得两个人之间缺少些什么,没有任何感觉。直到那一年,嘿咻在网络聊天室认识了一个朋友,两个人聊天时,对方突然发了一些同性恋的图片,他才知道原来是有同性相恋这样的事情,也明白了自己喜欢的是男性。

此后,嘿咻没再交过女朋友,经常活跃在同性恋聊天室,19 岁时认识了第一个男人,他比自己大 3 岁。虽然接触时间不长,但嘿咻至今还记得他的名字,因为正是这个人将艾滋病传染给了自己。

　　嘿咻说，和这个人发生过几次关系，算是固定朋友了。但是突然有一天，对方跟自己说别再联系了，因为他得了性病，怕传给自己。当时，嘿咻真的不理解什么是性病，更不会想到 HIV，因为上学的时候没有学过，身边的朋友更不会说这些。嘿咻感觉自己身体没有任何不适，肯定是没被传染上，便没太在意。

　　一年后，嘿咻遇上了真正喜欢的人，两个人开始交往。在交往的一年半期间，都有采取安全措施。他以为这样平静的生活能一直持续下去，没想到以前埋下的炸弹在这个时候爆炸了。

不敢面对现实抗拒治疗

　　21 岁那年，嘿咻在大胡同逛街的时候看到无偿献血车，便产生了献血帮助他人的想法。献血之后的日子，他还像往常一样上班、生活，根本没有想到有一天疾控中心的人会找到自己。

　　嘿咻记得，那天疾控中心来到单位找他的时候，同事还打趣说他不会是熊猫血吧，能引起这么多人的关注。当医生把他叫到单位门口，告诉他可能感染了艾滋病病毒的消息时，嘿咻感觉天都塌了。那是 2006 年，当时天津感染艾滋病病毒的人并不多，在这之前他觉得，这种国外才会有的疾病，怎么也不会发生在自己的身上。那天之后，他的内心充满恐惧，没有一天能够正常吃饭，一个月内瘦了 30 斤。

　　后来，嘿咻鼓足勇气去市疾控中心做确诊，他抱着最后一线希望，希望这一切都是误会。嘿咻记得，他战战兢兢地到了市疾控中心，当时新的大楼刚刚建好，楼道的人很少，很安静，他感觉四周非常冰冷。实验室内，一位男医生为自己抽了血。抽血之后，医生让他留下电话，并通知取报告时间。结束之后，嘿咻出门坐上了回家的公交车。

　　在车上，压抑了多日的情绪终于爆发，他再也抑制不住自己的泪水，全然不顾周围人的眼光。他想和这个世界断绝来往，他不想接到任何人的电话，他

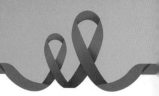

害怕取到确证报告单……嘿咻像疯了一样，在公交车上将手机扔出了窗外，仿佛这个举动，能让他彻底告别这残忍的现实。

嘿咻一直没有去市疾控中心取确证报告单，为了不让疾控中心的人找到自己，嘿咻还更换了电话号码。但他心里明白自己应该是被感染了。怕传染给朋友，他选择了分手，也辞去原来的工作，选择开启全新的生活。

嘿咻坚持不肯治疗，一方面是不敢面对，另一方面也是担心增加家里的经济负担。因为母亲常年赌博，家里几乎被败光了，嘿咻17岁就上班贴补家用，他不想再让家里人的生活捉襟见肘。

为了母亲一定要活下去

过了几年相安无事的生活，嘿咻一度忘记了自己感染了艾滋病病毒。直到第六年，他的身体开始出现症状，频繁发烧，他就偷偷去医院输液。后来，症状越来越明显，乏力、鹅口疮相继出现，嘿咻的母亲亲自带他去医院检查。做了免疫全项检查后，医生还给开了检测HIV的化验单。为了不让妈妈知道自己感染艾滋病病毒的事实，在拿结果的那一天，嘿咻提前到医院单独取出了HIV检测的结果，由于之前疾控部门已经了解情况，并向医院做了解释，他便将HIV检测的报告单藏了起来。

这次虽然瞒过了母亲，但是看到儿子越来越严重的症状，老人还是不放心，每天拿着检查结果，跑遍了天津的大小医院。那时候，母亲腰椎间盘突出很严重，腰直不起来，看着她拿着报告单四处奔波，嘿咻实在不忍心，告诉了母亲实情。

母亲听到这个消息，只问了一句："能治吗？"嘿咻说："能治，吃药就能治。"母亲不想等到转天，带着他马上就去医院。正是因为母亲对自己的关心，嘿咻重新燃起了对生活的希望，他开始进行治疗，他想，一定要活下去，不能让母亲伤心。

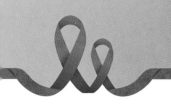

　　为了弥补生活上的不足，嘿咻不顾医生的劝告，继续工作。但是，半年后他又开始发烧。这次发烧是因为腹腔淋巴结核，情况非常严重，一共住院一年左右的时间。在这一年中，母亲一个人陪着他、照顾他，在医院没离开半步。在儿子面前没有一句指责，总是逗他开心、逗他笑。嘿咻以为，母亲是个大大咧咧的人，天生乐观。殊不知，母亲在医院的走廊中痛哭过很多次，却不想让儿子知道。

　　这次出院后没多久，嘿咻的眼睛又出现了问题，因为 CD4 值过低，造成巨细胞病毒感染，眼睛几乎失明。2013 年的除夕那天，嘿咻又住院了，从那天开始发烧症状随之而来，这一次住院又是一年。

　　几次住院，以及后来去外地治疗，让嘿咻一家拿不出任何钱了，这时候，亲戚朋友送来了医药费，艾馨家园的负责人阿勇也帮忙联系，多次捐款，这才让嘿咻度过了危险期。

　　闯过了一次次难关，嘿咻的 CD4 从 1 个 /μL 涨到了 700 个 /μL 多，情况基本稳定，但是双目失明无法挽回。如今，他只希望母亲能够少些操劳，不要因为自己累坏了身体，他想尽一份力，却不知道自己能够做些什么。而母亲最大的心愿就是每天起床后，能够看到嘿咻在房间内，无论做什么，只要他一直在，就是最大的安慰。

知识点 感染 HIV 延误治疗的危害

　　延误治疗是指感染了艾滋病病毒的病例发现较晚或发现后不及时进行抗病毒治疗，病毒在体内大量复制，免疫功能严重受损，从而增加发病和死亡的风险。延误治疗，主要会带来如下方面的影响：

　　1. 免疫功能受损

　　感染者免疫力较低时开始抗病毒治疗，可能导致免疫系统的损

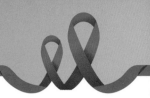

害不可恢复，即使治疗多年，免疫力亦无法上升至正常水平。

2. 免疫重建炎症综合征

免疫功能受损严重，导致在抗病毒治疗早期，CD4 迅速反弹上升，引发炎症反应，同时激发许多潜伏疾病。

3. 增加多种 HIV 相关疾病发生风险

感染性疾病的增加：增加结核和一般人很少感染到的高致死率的 PCP 肺炎、隐球菌性脑膜炎等感染性疾病发生的风险。

多器官损伤：增加恶性肿瘤、心血管、神经认知功能障碍等疾病发生的风险，这些损伤可能是不可恢复的，对正常生活造成影响。

4. 增加经济负担

抗病毒药物由国家免费提供，但若延误治疗，发生合并感染后，个人就需花费高额检查和治疗费用，并增加死亡风险，所以及时治疗是明智之选。

一般认为艾滋病潜伏期为 8—10 年，但是，北京协和医院李太生教授的调查发现"中国男男同性性行为感染者中大约有超过 50% 的人感染的是 CRF01_AE 亚型 HIV 病毒，平均潜伏期只有 4—5 年"，CRF01_AE 亚型的 HIV 感染者病情进展更为迅速，如果没有使用抗病毒药物的话，感染后约 4—5 年就发展到了艾滋病期，所以，千万不要觉得自己还可以"拖延"很多年。

另外，即使是晚发现的患者也要及时开展抗病毒治疗，无论任何时候，抗病毒治疗是目前控制 HIV 感染发展的最好方案。

放纵和侥幸让我最终自食恶果！

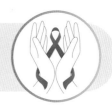

"艾滋病，HIV；艾滋病，HIV……"躺在第二人民医院的病床上，27 岁的小周（化名）反复在心中默念着这个可怕的名字。他不敢，也不愿相信，这个病真的"找"上了自己！

"我也许活不了几年了！"小周有些懊丧，但也仅仅是懊丧，因为多日来备受病痛摧残，他浑身动弹不得，即便有情绪想发泄一下，都没有力气了。

这是小周的"至暗时刻"，自 2016 年 10 月发病至今，艾滋病引发的各种并发症，时不时"偷袭"小周年轻的生命，不到两年的时间里，他先后 13 次因病入院治疗，经常是医生一天内要下两道"病危通知书"。"死神"威胁下，小周说，是母亲的乐观和坚韧把他一次次从死亡线上拉了回来。无论余生有多长，都要快乐地活。

"喜欢男孩不后悔，但不该放纵！"

小周是一名漂亮小伙儿，身材高挑，性格乐观，毕业于一所 211 大学。回忆起自己的"同志生涯"，小周说，自己最早意识到喜欢男孩应该是在高中时代，不过，那时对感情懵懂，加之学习压力大，并没有交往过男朋友。"同性恋"这个词在心里扎根时，已经是大学二年级了。也是在那个时候，他开始混迹于"同志圈"。

"第一次同性性经历应该是出于冲动和好奇吧！"小周说，大二年级的寒假，他从网上认识了第一个性伴侣，一个年长他几岁的男孩，刚大学毕业不久

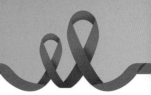

的样子，在一家公司上班。"我们之前在网上聊得挺好的，见面后还是有点失望，他不是我喜欢的样子！"小周说，起初，他想着聊聊就走，但对方提出了性要求，因为当时什么都不懂，他也没好意思拒绝，当天晚上就住在了一起，发生了第一次性关系。"如果放到现在，我肯定是不会的！"小周说，第一次性体验并没有给他带来多么美好的感觉，甚至打心眼儿里排斥这种事情。

小周说，后来，他又交往过几个男朋友，但很少发生性关系。"我觉得喜欢一个人，应该是从心里喜欢，单做那种事是下不去手的。"大学期间，小周有过一个真心喜欢的男朋友，是比他大一届的师兄。"他人特别好，我们互相喜欢。经常一起做事、一起吃饭、互相帮忙，但从没有发生过'那个事'。纯纯的很美好！"不过，这段美好的感情，最终还是以分手收场了。小周说，分手是他提出来的，没啥特别原因，男朋友毕业了，要离开了，他也有点"腻歪"了。"不特别爱了，就分了吧！"

再后来，就没有遇到过太喜欢的人了。因为空虚、无聊，再找的男朋友也多是"一夜情"那种，多数都是为了解决生理需求，从网上约的，见面就直奔主题。"感染上艾滋病应该也是在那个时候，现在回想起当时的自己，真的是太过放纵了，简直就是'渣男'。"小周说，其实，那时他多少听说过"男同"群里感染艾滋病的风险很高，但他每次还是心存侥幸，觉得自己不会有事，然而结果却出乎意料……

"如果躲不过，就来个痛快的！"

2016年10月，在老家过"十一"长假期间，小周突然出现头疼、恶心、呕吐的症状，身体非常不舒服，硬撑着熬过了假期的一周，家人见他的病情仍没有好转，先带他来到了一家医院就诊，但当时，医生并没有给出明确的诊断，而是建议他们转往总医院。"我的病是在总医院确诊的，后来就转到了市第二人民医院，但那时我并不知情，也从未想过我能得这个病。"小周说，是爸妈先

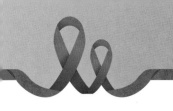

知道他得了这个病的，最初，爸妈怕他有顾虑，不利于治病，跟他隐瞒了病情，后来，他偷听到医生和父母的对话，才知道艾滋病真的"找上"了自己。

"天啊，那真是一种生不如死的感觉！"小周说，当时，医生给出的诊断是隐球菌脑炎，这是艾滋病感染者发病时很典型的一种并发症。因为有脑积液，脑内颅压高得离谱，头胀痛得好像随时要爆炸一样。吃啥吐啥，连水都喝不进去，抗病毒药吃了也都吐出来，后来干脆整个人都动弹不了了，连说话的力气都没有。为了降低颅内压，把积液抽出来，医生每天都要给小周做两次腰穿，后来，腰穿解决不了问题了，就直接做外引流。在市第二人民医院住了40多天，父母见小周的病情不见好转，2016年12月1日，将其转入外地一家医院治疗。

转入那家医院后，小周又出现了巨细胞病毒感染，人还是不能动，说不了话，还经常目眩，脸发麻。医生说，他属于比较严重的艾滋病并发症，发病急。为了尽量减轻小周的痛苦，在稍微稳定了各项指标后，医生为其进行了手术。手术后虽然并没有根本解决问题，但是小周的头不那么胀痛了。在医院的治疗一直持续了两个月，2017年春节都是在病房里过的。小周说，被病魔折磨的这一轮下来，他的体重从120斤直接降到了90多斤，整个人都瘦脱相了。"整个发病期间，医生几乎每天都会下病危通知书，经常是一天两道。能熬过来真的是九死一生。"

尽管如此，"病魔"并没有就此罢手，至2018年5月份，小周又先后12次因病入院，最严重的并发症是结核性脑膜炎。2018年4月11日，小周的病历本上清楚地记着，他第13次入院的情况。小周苦笑说，这次入院是因为出现了严重抽搐的症状，倒没有像第一次发病时那么痛苦，因为整个人一直都是昏迷的。"期间，医院仍是每天都下病危通知书，医生也提醒我父母随时做好心理准备，怕我挺不过去。"大约昏迷了10天后，小周奇迹般地醒了，但不会说话，一半身子不能动，不过意识还算清醒："当时，我很绝望，心想怎么就是躲不过了呢？这样反复折磨我，简直太难受了，要不就给我来个痛快的，我可不想就这

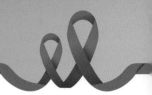

样过半辈子。"不过,这种想法,小周从来不敢跟爸妈说,因为他知道,父母已经为他默默承受了太多。

不幸中的小确幸,这一次,小周最终又挺了过来。他一天天好转,先是慢慢会说话了,虽然最初只是一两个字往外蹦,后来,胳膊、腿也能动弹两下了。医生说,之所以反复发病入院,主要是他身体的免疫力太低了,导致各种各样继发感染。

现在为了增强免疫力,小周除了每天坚持吃药外,还增加了锻炼。"以前我最怕吃药了,现在每次都是大把大把地吃,吃很多很多的药。没办法,想活着只能吃!"小周说。

"为了爱你的人,请保护好自己!"

没感染艾滋病之前,小周也曾憧憬过一段刻骨铭心的爱情,但一直没有遇到过。现在什么都不想了,因为不想"祸害"别人。小周说,现在活的每一天,都想陪在父母身边,是他们的爱和坚持,给了他第二次生命,让他有了继续活下去的勇气。

"爸妈给了我最大的包容和保护。"小周说,他老家在农村,他是家里的独子,大学毕业后,本应该为家里承担起更多,但因为自己的放纵给父母带来了太多不该承受的重,经济上的,精神上的……"从我被确诊为艾滋病后,爸妈没有抱怨和指责过一句,但这更让我心痛。"小周偷偷擦拭了一下眼角的泪水,说:"第一次住院的两个月都是我妈陪着我,因为手术后要输很多液,经常是24小时连轴转,我妈那段时间几乎没怎么睡过觉。不仅如此,因为医院每天都会下病危通知书,她心理的负担远比身体的疲劳更重,她背着我不知道偷偷哭了多少回。"小周哽咽得无法继续,过了好一会儿,才缓缓地说,有一次,他和妈妈开玩笑,如果哪天医生没有救过他来,她(妈妈)是不是就能解脱了,谁知,妈妈说,"你没了,我也活不了了。我对你没有任何要求,只要你活着!"

小周说，曾经在治疗最艰难的时候，妈妈跟爸爸坚定地说："就是卖房子也要给孩子治病。"

小周说，父母对他的保护很到位，除了最亲近的几位亲戚知道他是艾滋病感染者外，周围人都不知道，所以他一直没有受歧视的感觉。"我就觉得特别对不起父母，我自作自受，自己做的，就要自己承担后果。谁都不怨，甚至也不怨传染给我这个病的人。我被病魔折磨得最难熬的日子，是爸妈撑着我过来的，但他们身后没有人，我不能退缩，更不能放弃。"小周说，现在父母是他和艾滋病魔战斗的最大动力。"因为我多活一天，就能多陪他们一天。"小周希望有机会的话，尽快找份力所能及的工作，替父母多分担一些，偿还一下为他治病欠下的外债。

对"同志"这个群体，小周也想给些忠告，一定要保护好自己，永远不要心存侥幸心理。只是为了"约炮"而"约炮"的话，没有太大必要。"能忍就要忍，不能忍一时之欲的话，以后有的受的。"另外，艾滋病感染初期可能会有一些急性期症状，回想当初，他在 2015 年左右，就出现过持续低烧、身上起类似小红疙瘩（皮疹）的情况，但因为大意和侥幸都没有给予及时关注，也没有去医院进行有效治疗。如果早期进行有效干预的话，后期不会这么严重。

知识点 ▶ **艾滋病是一种危害大、可能导致死亡的疾病**

后记——故事的主人公小周在本书出版之前已经去世，很遗憾没能亲眼看到自己的血泪故事印刷成书。小周病情反复，2 年之内 13 次住院，最终还是没有逃过艾滋病对他生命的索取。像他一样挣扎在死亡线上的艾滋病感染者非常痛苦，需要更多关爱，需要家庭温暖，作为一个普通人，我们一方面应该认识到艾滋病的严重危害，了解预防艾滋病的知识，提高防病意识，远离艾滋病的威胁；另一方面

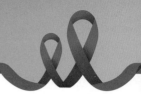

做到平等对待艾滋病感染者，不歧视他们。社会对于艾滋病病毒感染者和艾滋病病人的歧视，不利于控制艾滋病传播。有感染风险的人群因担心受到歧视而不愿检测，不了解自身感染状况，会妨碍其采取防治措施，增加传播艾滋病病毒的风险；艾滋病病毒感染者和艾滋病病人不能积极面对生活，甚至产生报复和危害社会的念头。

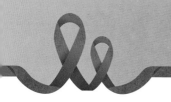

医路坎坷
——记一个艾滋病感染者的就医经历

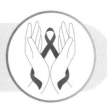

　　预约的时间已经过了半个多小时,我不时朝门外张望,又忍不住在心里勾勒要访谈的李 M 的模样,可当他气喘吁吁地赶到我面前时,我才发现和先前的想象真是相去甚远。现实中的李 M 在匆忙的神情中透着那种千帆过尽的淡然,可听完他的故事才发觉这种淡然也许更多的是无奈或者说是在一切都无能为力之后的接受。

　　故事要从三年前说起,当时的他正筹钱做一个矫正手术,对于家境一般的他来说做这个手术是多年来的一个心愿。辗转了多个城市才找到的这个领域内的专家对他说:"如果这个手术在小时候做效果会更好,手术风险小,术后恢复也更快。换个角度说,如果你现在要做这个手术的话,手术风险会比较高,术后恢复时间长,过程也比较痛苦。另外,如果术后恢复不良的话可能达不到你想要的效果,你要好好想想是不是要做这个手术。"当时的李 M 斩钉截铁地对大夫回答:"做,您就赶紧给我安排床位吧。"他还清晰地记着当时医生谈论手术风险和自己毫不犹豫回答的每一个字,就像这些字早就刻在脑海里一样。然而正是这个手术就像梦魇一样改变了他以后的人生。

　　术前检查项目繁杂,X 光、CT、核磁共振,抽血化验加起来就是近万元,手术还没做前期投入就已经有点超出了他的预算,但既然已经决定要做这个手术,这些钱也只能硬着头皮花。可第二天查房的时候主刀大夫却没有露面,留下管床的住院大夫把他单独叫到医生办公室,告诉他验血的项目中 HIV 这一项显示是可疑待查,再三跟他解释医院这个检测只是个初筛试验,有可能会

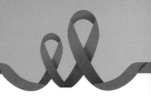

出现假阳性，让他不要太担心。另外嘱咐他先办出院，HIV 确证试验应该回当地医院做，等 HIV 结果确定了再考虑重新住院做手术。当时的他听到 HIV 可疑脑子就已经蒙了，根本也没多想医生让他先出院回家是什么意思。以前只是偶然在网上看过"同志圈"中 HIV 的感染率比较高，顺便看了一下其中艾滋病相关基础知识的介绍，但从没想过这个病会发生在自己身上。第一反应是不可能！怎么可能呢？入圈虽然已经七八年了，可自己从不在外面乱来，只交过几个朋友，现在的伴儿也很稳定。他快速地在脑子里过滤几年中有过性接触的朋友，到底问题出在谁身上呢？不对，肯定是检测有问题，要么就是试剂有问题。

　　原以为回家重新做个检测也就是几天的事，没想阴错阳差一待就是两个月。先是说确证结果不确定，需要定期随访换核酸检测才能出结果。这让李 M 在黑暗中仿佛看到了一丝曙光，难道真是检测错了？然而两个月的等待却依旧是阳性的结果，医生告诉他这是因为窗口期的原因。好不容易抓到的救命稻草终究无法将他从艾滋病的深渊中拉出来，但经过这两个月的煎熬，他也逐渐接受了感染 HIV 这个现实。这段时间通过疾控专业医生帮助，李 M 对艾滋病也不再那么恐惧。但当他重新联系给他做手术的那家医院时，得到的回答却是该院不能为 HIV 感染者实施矫正手术，那近万元的检查费就这么打水漂了？多年的愿望就这样变成一场空了？心中除了不甘之外更多的是愤怒，圈中朋友告诉他应该去当地卫生行政部门举报医院的不作为，然而之后的事情却变成了医院和当地卫生行政部门之间踢皮球。卫生行政部门回复医院按要求应该继续手术，医院回复医生可以手术但矫正手术创伤大，风险高，医院消毒、防护设施不达标。卫生行政部门改口说医院设施不达标，提升改造正在规划中，让他另选其他设施达标的医院进行会诊实施矫正手术。然而几经找寻却没有愿意接收他会诊手术的医院。难道矫正手术就只能算了？经朋友提醒他想到了起诉医院和当地卫生行政部门，咨询律师得到的结果是起诉医院，可他已经办了出院，而且时间已经过去两个多月，再想收集证据是难上加难，官司几无胜率；起诉

卫生行政部门，官方文件内容却又没有明显破绽，个人起诉官方，难度可想而知，只能又打了退堂鼓。看够了各方一张张打着官腔板起的脸孔，他没有选择放弃手术。又是多方的探寻，几经周折找到另一个省的一家民营医院愿意收他这个艾滋病感染者住院实施手术。

伴着意识模糊中隐约听到的电钻、电锯的嗡嗡声，他被推出了手术室。花销相比之前初诊的医院提高了将近一倍，但不管怎么说矫正手术这个心愿总归是实现了。术后恢复漫长而艰辛，回老家依旧还得住院治疗，他无法下床，只能依靠年迈的父母照顾生活起居。看着头发已是花白的父母在病床旁忙前忙后，本该是报答他们的年纪却还得拖累他们，李 M 心里五味杂陈不是滋味。卧床一个多月后靠着支具终于能下床了，下一步是进行物理治疗和恢复锻炼。恢复训练的过程从开始每走一步都满头冒汗，一次训练都走不过十几步，到出院摆脱支具生活能够自理，前前后后又是半年的光景。他成了家乡小医院里大夫们最熟悉的患者，甚至新来实习的大夫都要找他问询科室的各种情况。

一年左右，李 M 已经基本恢复到术前的状态，可群里的病友告诉他，这个矫正手术如果成功的话，一般三到六个月就能获得较术前明显的改善，这句话像晴天霹雳般打在李 M 身上，花了那么多钱，走过那么多弯路，手术却白做了？揣着满心的疑惑，他又去找了初诊时的主刀大夫。见到李 M，主刀抱歉地拍了拍他的肩头，一边叹着气一边说：当初你确诊 HIV 感染后想回来做手术，我找过院领导几次，可院领导也有难处：即使我一个人愿意给你手术，其他术中配套的副手、护士和麻醉师的思想工作谁来做。矫正手术术中大型器械使用率高，即使是细小的误操作也可能会造成职业暴露，院里从上到下都不愿承担这样的风险。之后我只得建议院里我个人可以参加会诊手术，如果有愿意接收你、又同时具有手术条件的医院，我可以去会诊，可等来等去也没有你的回音。这次看到你过来，听你说去了××医院，术后改善不佳，我心里就是一哆嗦。××医院在这个领域已落后多年，采用的术式在业内很早以前就废用了……

听到这些话的李 M 已是泪流满面。

知识点 医疗机构不得因就诊的病人感染艾滋病拒绝对其进行治疗；同时艾滋病感染者在就医时对接诊医生有告知义务

感染者李 M 在就医过程中一波三折，坎坷不断。先是在手术前的 HIV 筛查中得到阳性结果，几经检测最终拿到了确证阳性的报告。好不容易接受自己感染艾滋病的事实，医院又无法为艾滋病感染者协调这台手术，无奈换了一家能为他做手术的医院，但手术效果并不理想，导致术后恢复困难。艾滋病病毒感染者就医被拒诊问题这些年来经过各方努力已经越来越少了，就医环境在持续改善，但类似故事主人公中遭遇的问题仍偶有发生。

《艾滋病防治条例》（2019 年修订）第三条规定："任何单位和个人不得歧视艾滋病病毒感染者、艾滋病病人及其家属。艾滋病病毒感染者、艾滋病病人及其家属享有的婚姻、就业、就医、入学等合法权益受法律保护。"并在第四十一条中规定："医疗机构应当为艾滋病病毒感染者和艾滋病病人提供艾滋病防治咨询、诊断和治疗服务。医疗机构不得因就诊的病人是艾滋病病毒感染者或者艾滋病病人，推诿或者拒绝对其其他疾病进行治疗。"

同时《艾滋病防治条例》第三十八条中规定：艾滋病病毒感染者和艾滋病病人应当履行"就医时，将感染或者发病的事实如实告知接诊医生"的义务。

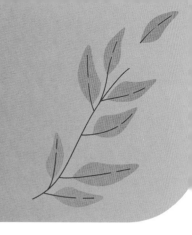

第六节
"后悔药"

他的欺骗让我失去阻断机会

胖虎人如其名，胖胖乎乎，单纯可爱。他始终不相信，一向洁身自好的自己会感染艾滋病。男朋友的欺骗，让胖虎内心充满怨恨，却总是因为割舍不断多年的感情而无法与他彻底分开。如今，胖虎最大的心愿是自己不要走在父母的前面，别让他们面临白发人送黑发人的痛苦，哪怕只是多活一天也好⋯⋯

坦然面对自己是同性恋的事实

胖虎的老家在北方一座城市，19岁中专毕业后被分配了工作。对于独立生活他并不感觉陌生，因为从15岁起胖虎就离开父母到外地上学。知道自己是同性恋的那一年，正是他开始集体生活的第一年。

从小，胖虎和男同学的关系一直很好，而对于女同学却怎么也亲近不起来。上中专的第一年，班里一位女同学对他表示好感，和很多同龄的小伙伴一样，胖虎对恋爱也充满了好奇，他想尝试一下初恋的滋味。然而，这所谓的初恋只维持了两天，当女孩主动想拉他的手时，胖虎觉得非常不自在，他实在难以接受，很快选择了分开。

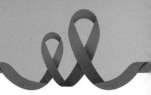

在胖虎的心里，对这个女孩的喜悲没有任何感觉，却对坐在自己后面的男同学充满牵挂。他每天都想着这个男同学，看到他和别人关系走得近，胖虎就会嫉妒。当男同学和自己在一起时，他的心怦怦直跳。胖虎觉得这很不正常的，可是又难以抑制内心的感情，后来他上网查询，才知道自己爱上了男同学，他是喜欢同性的。

隐藏在内心的秘密让胖虎整天寝食难安，终于，在他17岁生日那天，胖虎当着很多同学的面，向这位男同学表达了自己的心意。胖虎没觉得这有什么不好，他坦然面对自己是同性恋的事实，并且做好了转天就休学回家的准备。没想到，转天上学后，同学们没有任何异样，对待他还像往常一样，仿佛前一天什么也没有发生。

最信任的人给了自己"致命一击"

平静了很长一段时间，18岁那年，胖虎毕业了，同学们都各奔东西。闲来无聊，胖虎加入了一个QQ群，按照群主的要求发了照片后，一个19岁的男孩东旭主动加了他。很快，两个人见了面，东旭是那种长相有点坏坏的男孩子，胖虎说第一次见面就喜欢上了他，两个人顺理成章地在一起了。但相处不长时间，胖虎发现对方只是想让自己给他花钱，并没有真正的感情，最后他提出了分手。胖虎清楚地记得，那一天是2014年2月14日，虽然胖虎心里很喜欢东旭，但还是忍痛割爱。他觉得自己付出的太多，为了东旭还放弃了很好的就业机会，却换不来对方的真心。在这期间，两个人发生过性接触，都使用了安全套，因为胖虎对性行为会传染疾病有一些了解，所以很注意这一点。

分开后，胖虎每天都会想着东旭，甚至有些精神恍惚，直到学校分配了工作，他又看到了很多往日熟悉的同学，才慢慢地走出这段情伤，此后便认识了让他又爱又恨的静哥。

静哥比胖虎大12岁，两个人的相识也是源于QQ，但这次的开始却没有

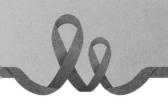

那么容易。无论静哥如何追求，送礼物、请吃饭，胖虎都没有答应，因为他觉得静哥的经济条件远远好于自己，年龄也比自己大太多，两个人的生活理念相差甚远。

事情的转折发生在 2014 年底，因为工作上的变故，胖虎辞职准备离开这里。心情最低落的时候，静哥无微不至的关怀感动了胖虎，两个人从此开始了同居的生活。胖虎当时只提出了一个要求，两个人在一起他唯一不能接受的就是欺骗，胖虎太单纯了，他不会想到未来静哥会带给他人生最大的骗局。

胖虎对待静哥就像自己的亲人一样，静哥的弟弟住院，胖虎在医院照顾了一个半月。在静哥的家人眼中，胖虎是静哥的小舅子，只不过静哥口中的女朋友，至今都未曾出现过。而静哥对待胖虎也非常照顾，帮他拉生意，还为他一起买了房子。

时间久了，静哥似乎不满足于这平淡的生活，总想着找点儿刺激。他和胖虎提出，约来网友一起"玩玩"，起初胖虎对这样的提议坚决反对，两个人吵过、闹过，甚至动过手，胖虎以为静哥从此会消停了，而一位不速之客的到来，彻底打破了平静的生活。

胖虎回忆道，一天他像往常一样下班回家，发现家中来了一位客人，静哥说这是和他一起干生意的伙伴，胖虎没多想就做了一桌子好菜款待他。那天，胖虎喝了很多红酒加雪碧，他只觉得这个"饮料"很好喝，却不知道不胜酒力的他很快就上了头，昏睡过去。他完全不记得那一夜发生了什么，转天醒来后，静哥告诉他朋友昨晚就走了，无论胖虎怎么追问，静哥都说什么也没发生。

如果真的什么都没发生就好了。胖虎想起那天的事情，就会对静哥恨得咬牙切齿。过了一段时间，胖虎总觉得哪里不对劲，不是身体上，而是心里异样。有一天，他像发疯了一样，跑到医院去检验 HIV，转天就接到了疾控部门的电话，初筛阳性，让他去做复查。接电话的时候，胖虎一直掉眼泪，他怎么也不相信这是真的。

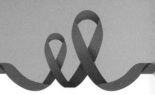

然而，残酷的现实还是来了，并没有翻盘的事情发生，胖虎最终被确诊感染了艾滋病。他让静哥也去检查，对方却一直推脱不去，胖虎不知道他是早就感染了，还是不敢面对。至今，静哥不允许胖虎在他面前提艾滋病的事情，一个字也不行。

经历了胖虎感染艾滋病，静哥的生意破产，如今，两人的关系变得很微妙。前不久，静哥告诉胖虎，有两件事情一直隐瞒着他：第一是迫于家里的压力，静哥要和帮助过他的女人结婚了。另一件事则是，之前一起吃饭的不是网友，而是静哥的前男友，那天晚上确实发生了什么，而转天一早对方告诉静哥他感染了艾滋病。

胖虎懵了，他不能接受这个亲人一般的静哥，让他一直活在欺骗当中。如果他能当时就告诉胖虎对方感染了艾滋病，胖虎可以在 72 小时内进行阻断，也许就不会感染上……

想到这件事情，胖虎就会非常恨静哥，但是善良的他还是把所有的积蓄全给了静哥，一个人搬出了他们以前的"家"。只有他们共同饲养的宠物犬，静哥不允许胖虎带走，这成为胖虎去静哥家唯一的理由。胖虎说，他劝所有的恋人不要养宠物，因为这会成为他们分不开的理由。

现在，胖虎把静哥当成了哥哥，虽然有恨，但还是能常常记得他的好，这是他在这里唯一的亲人。胖虎不敢回老家和父母生活，他怕他们知道自己的病情，他不想父母为他担心，只希望自己将来可以为他们养老送终，而不是白发人送黑发人……

知识点 ▶ HIV 暴露后阻断

　　胖虎的感染其实完全是可以避免的，那就是怀疑被传染 HIV 后进行暴露后阻断（简称 PEP），即 HIV 抗体阴性人群在发生 HIV 暴露后，通过服用抗病毒药物来预防感染的有效手段。

　　如果没有确诊感染过艾滋病病毒，并且在过去 72 小时之内发生了无保护性肛交，如性交时没有使用安全套或中途出现了安全套破损或脱落；或者遭受了性侵犯，都可以及时寻求 PEP 阻断帮助。PEP 应当在发生疑似 HIV 感染行为之后的 72 小时之内服用阻断药，服药越早，阻断效果越好，需坚持服用 28 天。科学研究显示，暴露后阻断的成功率在 80% 以上。首次服药时间距离暴露的时间间隔越长，则阻断的成功率越低，超过 72 小时则不建议使用 PEP。需要注意的是，每天规律使用阻断药物的人会比漏服的人获得更好的阻断效果。据统计，使用阻断药后仍发生 HIV 阳转的主要原因是未能坚持服用阻断药，或者在服药期间持续发生高危行为。

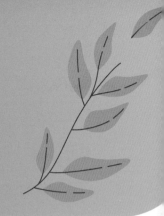

一个艾滋母亲的不幸与万幸

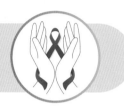

"直到今天，我都不知道自己是怎么染上艾滋病的。"说这话的丫头，今年30岁，一个月前刚顺产生下6斤多的胖闺女。

她是社工眼中"不幸又万幸"的人：不幸的是，她努力回想，怎么也不认为自己有过任何与染病相关的高危行为；万幸的是，染病之后她怀孕生女，圆了长久以来的母亲梦。

被怀疑的初恋

"结婚前，只和初恋有过（性行为）。"丫头是个不笑不说话的姑娘，个头不高，微胖，皮肤白皙，一口牙齿亮白齐整。交谈间，两个孕期牙龈出血留下的紫色血点在她白亮的齿间不时闪现。

讲述伊始，丫头便提到了初恋。那是她18岁开始的长达4年的爱恋，对方净高188厘米、爱打篮球，是一名消防员。

分手很决绝，在已经谈婚论嫁购置婚房之后。

"什么原因？"

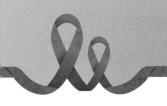

"我公主病吧……"

丫头说她等了4年，实在厌倦只能抱着电话谈恋爱，每次见面不能超过4小时的生活，闹来闹去，黯然分开。

她删了对方所有联系方式，男孩在分手不久后离开消防队，两人就这样断了联系。

"最有可能传给我的，是他吧。"丫头这么猜测，是因为相恋时初恋讲过队里发生的一件事。初恋说，几个好哥们儿有时会一块儿看"片子"，"看得冲动，就出去花钱找一个"。

"他说大家找的都是三五十块很便宜的那种，有一个队友因此染了病，被查出是梅毒……他找没找过，我不知道，我从来没问过他……"

看不孕发现患艾滋

2011年，丫头和南方农村来的一个男生结了婚，"前夫小时候挺苦的，一路求学来到这里，我喜欢奋斗的男生，经人介绍走到了一起。"男生家里穷，丫头家买的婚房，操办的婚事，婚后丫头很想要个孩子，一直没动静，2012年9月5日，她和丈夫来到市中心妇产科医院，想看看到底是哪儿出了问题。

"和初恋在一起时，流过一次产，我怕当时落了毛病。"丫头说，那年她19岁，因为没到法定结婚年龄，不得不放弃了肚子里的孩子。手术是在一家正规医院做的，除了那次，她没做过任何手术，没用过血液制品，甚至没在小诊所看过牙。

医生给出的治疗意见，是先做个宫腔镜手术。这是一项常规门诊手术，术前需要例行对患者进行HIV等传染病检测。

3天后，丫头接到医院电话，被告知HIV检测结果为阳性。

"在那儿之前，我想都没想过还能和这个病扯上关系……"丫头马上去家附近一家二甲医院复查，仍是阳性。不信，又去了市第二人民医院进行复查。

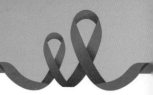

反复抽血、筛查、再抽血、再筛查，最终丫头还是等来了市疾控中心出具的 HIV 阳性确证报告。那时她的免疫力非常之低，CD4 只有 6，无异于垂危之人。

"有可能是你丈夫吗？"

"不是他，他恐艾，查了好多次，都没事。"

9 月做的检查，10 月吃上抗病毒治疗药物，"所有国产药我都过敏，最厉害的时候全身都是红疹，住了一个多月的院"。

刚出院，丈夫就和她离了婚。

那一个多月住院的日子里，前半个月丫头躺在病床上，什么话都不说，什么事都不关心，一心求死。

死寂的十多天，吓坏了父母。直到有一天，一位姓刘的护士对她说："你要是死了，所有的痛苦就都扔给你爸妈了，你看看他们，50 多岁了，还能再生吗？你就忍心让他们背着这样的痛苦老去？"

得知患病从没哭过的丫头，那一刻哭了，哭过之后，开口说话了。

陌生的温暖

出了院，回到自己家，丫头又把自己关了起来，父母家几乎不去，不见人，甚至不下楼。

"我爸从来没当着我的面哭过，我妈说他背后没少掉眼泪。我妈每隔两三天过来看我一次，用她的话说，看看你还活着么。"

活着，但生不如死的生活，丫头持续了一年多。

生活中唯一的情感倾泻，是网络。在网上，她认识了一个男网友，把自己的病如实相告。

"是和他特别要好，才说的吗？"

"并不是，那时他正好失恋，我正好得病，心情都极差。"

将病情和盘托出后，男网友第一时间飞来看她，陪她待了 3 天，第 4 天和

丫头的父母说，要把丫头带走。

"和他是恋爱关系吗？"

"并不是，从头到尾，我们都是朋友，没提过其他。"

"妈妈放心让你跟他走？这么一个素未谋面的人？"

"是，妈妈也觉得，我再那么下去，人就毁了。"

这个瘦瘦的文静的男生，是个画家，在一位知名画家的画室工作。不忙的时候，带着丫头在街头四处闲逛，有时候，会派些"工作"给丫头。

"都是什么样的工作？"

"比如，他说今天带我去玩，交给我的任务是找到一家银行，去换钱。"

"再比如，他把我带到一个陌生的地方，跟我说，我先走啦，你自己回家吧，不和别人开口问路，可回不了家……"

这一点一点的小温暖，焐着丫头的心，直到有一天，暖开了丫头的心扉。

那天他们从超市买了些食材回家做着吃，包括两只玉米。饭吃到一半，丫头掰开一只玉米，自己吃一半，把另一半递给男生。吃着半截，丫头发现自己连这一半也吃不了，就把吃剩的也给了男生。男生不吃，丫头突然伤感，说你还是嫌我有病吧？男生听了二话没说，拿起玉米就啃。

"那天开始，我觉得我走出来了。"丫头决定回家。

"临走跟他说了什么？"

"说你去查查吧。"

"那他呢？"

"3个月后告诉我说，查完了，没事儿，你放心吧。"

🌿 终于怀孕 🌿

2015年初，丫头回来了，心境渐好，加入艾馨家园公益组织。由于女性极少，刚进群没多久，就有人给她介绍对象。

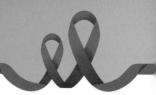

"因为一直都特别想要个孩子，就见了。"说完她笑着补充一句："现在可烦死了！"指的是她的胖闺女。

"那是个在银行工作的男生，长得高，别提多帅了，见面总是彬彬有礼的。"

"没在一起吗？"

"咳，别提了，谈了还没两个月，就接到一个男生的电话，大骂我是'小三儿'。"

丫头赶紧跑到群里问，大家都信赖的"勇哥"告诉她说，这个人是同性恋，大家都知道。丫头这才明白，原来对方说的想改变性取向全是谎言。进一步接触，果真对方并不想结婚，只想要个孩子而已。

"勇哥"给丫头介绍了对象，群里唯一的"直男"。"直男"告诉丫头，自己是"找小姐"染上艾滋病的，刚查出来要住院的时候，看到病房里躺着的3个人奄奄一息，"直男"死活不进屋，"怕进去就跟他们一样，只能等死了"。

丫头回忆说，那一夜，"直男"在医院过道里睡了一宿，谁说都不听。

别人恋爱，送花送礼物逛街看电影，"直男"追丫头，给丫头家送米、送面、送油、送点心……爸妈都说这男生老实厚道，会过日子，丫头觉得行吧，2016年，两人结了婚。

今年年初，丫头感觉自己"不是怀孕了，就是生病了"。1月5日凌晨4点多，上完厕所，她拿验孕棒测了测，明晃晃的"两道杠"！

不过狂喜很快被担心替代——天天"见红"，量不小，去医院一查，医生说的确是怀孕了，但"数值不好，HCG一个劲儿往下掉，孩子保不住"。丫头毕业后一直在药店工作，她给自己拿了盒保胎丸，请了一个礼拜假，天天躺在床上开始"自救"。"我在心里默默求，求老天爷保佑我吧，实在不想孩子就这么没了。"

奇迹出现，再去医院，所有数值竟然趋于正常，也有了胎心胎芽，连医生都说"有缓"，给丫头进行保胎治疗。

上个月，丫头顺产生下女儿，接受采访时女儿已做完全部检查，结果一切

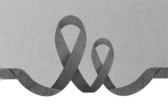

正常，是个健健康康的小姑娘！

"以后就好了，就跟闺女过……等她长大了，带她出去旅游……"丫头说，老天跟她开了个天大的玩笑，但也给了她很多生命的礼物。

比如整个孕期都很顺利，除了牙龈出血，一切都再正常不过。

比如怀孕 6 个多月时，和生病时失联的闺蜜重聚，她告诉对方自己的病情，从小学一年级就跟她十分要好的闺蜜听完就哭了，然后，她们还像以前一样好。

还有一次，丫头想养一条狗，一个普通朋友说帮她找，见面后不知为什么，丫头说了自己的病，朋友听完，走过来亲了她的额头……

采访之后

整个下午的回忆，丫头有笑有泪，耳上坠着的两个长耳坠，和着笑或泪跳动。采访结束后，我问市疾控中心工作人员，除了性、血液与母婴，艾滋病还有哪些传播途径？工作人员答，在不正规的地方打耳洞、纹眉、文眼线、纹身、美牙，理论上都有可能感染艾滋病或其他经由血液传播的传染病。

但工作人员同时补充说，艾滋病远没大家想得那么可怕，发生性行为时注意保护自己和他人。生病后通过服药控制，可以活得和正常人一样久。特别是通过药物阻断，两个艾滋病人也能生出完全健康的宝宝。

知识点 **采取预防艾滋病母婴阻断措施，可使母婴传播率下降**

人生中有时会有些飞来横祸，将原本稳稳的幸福生活瞬间推入深渊，其中非常不幸的一种，是因他人过失而意外感染 HIV。我们故事的主人公"丫头"就是这不幸中的一员。然而她又是"不幸又万幸"的人，染病之后她怀孕生女，圆了长久以来的母亲梦。生育是每

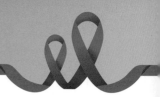

个人的权利，同样也是个人对社会对种族的一种贡献，但是如果患了艾滋病还能生小孩吗？艾滋病患者生的小孩健康吗？

我们都知道，母婴传播是艾滋病三种传播途径之一，是指感染艾滋病的妇女在怀孕、分娩或产后哺乳等过程中将艾滋病毒传染给胎儿或婴儿，导致胎儿或婴儿感染艾滋病。研究表明，在未干预的情况下，艾滋病母婴传播发生率约为 10%—50%。HIV 母婴传播后婴幼儿病情发展比其他途径感染发展更快。母婴传播 HIV 阳性的婴儿近 50% 在 1 岁时发展为艾滋病。大部分感染艾滋病病毒的孩子会在 5 岁之前死亡。过去确实有段时间，HIV 感染者往往被建议不要孩子。不过现在，可以告诉大家她们还是有办法生下健康宝宝的。目前的国内外研究和经验证明，实施有效的预防艾滋病母婴传播综合干预措施，可使艾滋病母婴传播率下降 1/3—2/3。

艾滋病的母婴阻断主要有以下几点。首先，目前推荐所有 HIV 感染的孕妇，一旦诊断，无论病毒载量高低和 CD4 水平如何，均应立即进行抗病毒治疗。对于已经开展抗病毒治疗的育龄妇女，一旦发现怀孕，需要根据情况决定是否调整已有抗病毒治疗方案。研究表明，妊娠期艾滋病病毒载量低至测不出水平时，HIV 母婴垂直传播的概率极低。新生儿出生以后，母亲和孩子也应继续使用相应的抗病毒治疗，以降低新生儿感染艾滋病病毒的几率。其次，避免妊娠期、产间进行创伤性检查及产科操作。择期剖宫产是降低母婴传播的有效手段。最后，产后采取人工喂养，避免母乳及混合喂养。由于母乳中可以检测到 HIV 病毒，HIV 病毒可以经母乳喂养传播给婴儿。长期母乳喂养将大大增加传播 HIV 的传播危险性。还需注意的是，在以后生活中，仍要避免妈妈的血液或者是体液接触到小宝宝，比如说妈妈不小心损伤了皮肤，一定要尽可能避免血液甚至伤口的渗液

和小孩接触。

　　艾滋病本身以及阻断药物对胎儿是没有影响的，不会因为艾滋病增加新生儿的畸形率，艾滋孕妇跟正常孕妇生孩子的畸形率是一样的。一旦做出妊娠决定，应到当地承担艾滋病抗病毒治疗任务的医院或妇幼保健机构，在医生的指导下，采取服用抗病毒药物、住院分娩以及产后避免母乳喂养等预防传播的措施，可大大减少将艾滋病病毒传染给胎儿或婴儿的机会。

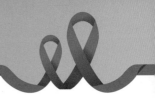

被初恋男友传染艾滋病

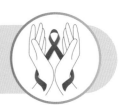

生一个健康的宝宝，拥有一套属于自己的房子，一家三口回到老家过着平淡的生活，是小瑛和老公相识时的共同梦想。同为艾滋病病毒感染者的二人，对彼此的结合更加珍惜，结婚时立下誓言要告别过去，迎接新生活。而这一切，都被老公的一再出轨所打破，小瑛觉得，梦想似乎变成了梦，距离自己越来越遥远……

被大学初恋男友传染 HIV

小瑛用"无知者无畏"来形容当年查出感染艾滋病病毒时的心情，那时她不知道这是什么病，甚至不明白是如何感染的。后来在医生的询问中才了解到，是男朋友传染给自己的。

那一年，小瑛 19 岁，还在上大学。和很多豆蔻年华的女孩子一样，在大学期间喜欢上了爱踢足球、帅气的小伙子阿朗。小瑛说，那是一辈子也不会忘记的人，在她的眼中，阿朗潇洒英俊，很能喝酒，令她非常着迷，两个人很快就在一起了。小瑛说，他们之间并没有什么轰轰烈烈的爱情，她认为最浪漫的事情就是约几个朋友喝酒，在操场上看男朋友踢球。当时，小瑛对男女之事完全不懂，和阿朗发生关系时从没使用过任何安全措施。

2009 年开始的这场初恋，在同一年便结束了。之后，小瑛在准备治疗宫颈糜烂时，查出了 HIV 抗体阳性。开始，小瑛并不知道自己是如何感染的。后来，她回忆起朋友曾告诉她，阿朗和同学在宿舍注射毒品时被别人发现过，很有可

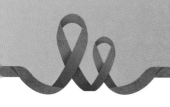

能他通过这种途径感染了艾滋病病毒，然后通过性传播的方式传染给了自己。小瑛没有怨恨过阿朗，但是因为那个时候两人已经分手，她再也没有主动联系过阿朗，更不会去问他这件事。

如今，小瑛感染 HIV 快 10 年了，她还常常梦见阿朗，偶尔能看到他的 QQ 在线，很想问问他的近况，想知道他现在好不好。但是，小瑛终究没有开口，她怕听到不好的消息，甚至害怕阿朗已经不在了。

离开学校开始四处打工生活

确诊感染了艾滋病病毒后，小瑛决定离开学校，开始了四处打工的生活。她卖过防盗门，当过房产中介，去餐馆刷过碗……因为没有取得毕业证，她只能做这些工作，只要能挣钱，再苦再累也能忍受。小瑛知道，今后的路只能靠自己，她小时候父亲去世，母亲拉扯她和哥哥两个人不容易，自己要尽一份孝心，让母亲将来可以安享晚年。

繁忙劳累的生活，一度让小瑛忘记了自己感染 HIV 的事实，最初的几年她并没有服药，小瑛觉得自己的身体没有任何异样，但是她知道这种疾病是可以通过性传播给别人的，自己不能害人。多年来，小瑛只结交过一个同是感染者的男朋友，这个人比自己大 12 岁，和前妻有个女儿。小瑛觉得两个人同病相怜，年龄大的男人又很会关心人，最初奔着结婚的方向努力。但因为两个人见面机会少，加上母亲的反对，最终没有走到一起。

2013 年，小瑛被一个朋友骗去做传销，她当时一门心思想多挣些钱给妈妈，后来辗转来到 A 市。但是，一年多过去了，小瑛一分钱也没有挣来，身上带的钱还全花光了。她渐渐地清醒了，认识到这样下去不行，便脱离了传销组织，准备找一份正常的工作。

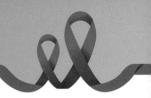

怀孕后发现老公出轨导致流产

做传销的时候，整个人的精力都投入进去，没精力顾及其他，一旦放松了，小瑛就想到自己的病。2015 年，她来到市传染病医院（现第二人民医院）进行检查，准备接受治疗。那个时候，小瑛加入了艾馨家园的 QQ 群，通过病友的介绍认识了现在的老公李牧，同是 HIV 感染者。

李牧比小瑛小四岁，小瑛用小鲜肉来形容他，但是交往没多久，小瑛发现李牧是同性恋者。李牧告诉她，自己是被男人骗上床的，因为同性恋害得他得病，他恨透了同性恋，发誓要远离这个群体。小瑛觉得，一个人能说出恨字不容易，李牧肯定骨子里还是喜欢异性的。可是，她还是错了……

2017 年，小瑛和李牧结婚了，两个人在租的房子中生活。从结婚那天起，小瑛尽心尽力操持着这个家，没买过一件化妆品，很少买新衣服，每天早上只吃一个馒头，中午到单位吃工作餐，下班后还要为了每小时 10 元的加班费而加两个小时班。小瑛想着，自己省吃俭用，将来有了孩子可以给宝宝更好的生活。生一个健康的孩子，是她最大的梦想。

今年 4 月份，小瑛发现自己怀孕了，在医院确诊的那一天，李牧抱着她哭了。这一举动让小瑛非常感动，她想，这个男人一定会对孩子好，对自己好。从那天起，小瑛就卧床保胎。一天，在家无聊的时候，她无意中发现李牧手机中的聊天记录——老公在和陌生男人暧昧聊天。

这件事如晴天霹雳一般，让小瑛的心情跌到谷底，她和李牧大吵起来，连续几天不好好吃饭，再去产检的时候发现孩子没了胎心。小瑛提出离婚，可是李牧不同意，写过遗书，闹过自杀，以此挽留小瑛。和好后，小瑛以为能回到从前，但是她发现李牧又一次次出轨。

经历过几次大吵，这一次，小瑛不再闹了，她觉得很疲惫，不想因为同样的事情纠缠不清。小瑛开始同情李牧，觉得他无法面对自己的真实身份，她给李牧三个选择：一是继续做小瑛的老公，堂堂正正地做男人，不要再有出轨的事

情发生；二是，面对自己同性恋的身份，和小瑛做姐妹，两个人照样生活在同一屋檐下，但是各过各的生活；第三，则是成为陌生人，离婚，彼此不再联系。

采访即将结束时，李牧开车来接妻子回家。他告诉笔者，自己的内心是很矛盾的，他希望拥有正常的家庭，渴望拥有一个健康的宝宝，也觉得自己很爱小瑛。自从有了这个小家，李牧感觉很温暖。妻子喜欢一样东西，他就会偷偷存钱买来送给她，可能是常常不会表达，而让对方误解。李牧说，这一次他一定会远离外界的诱惑，全心全意对待小瑛，对待这个家，希望他们的生活越来越好……

知识点 提倡负责任和安全的性行为

小瑛被同在一所大学读书的"初恋男友"传染了艾滋病病毒，那个时候的她年少无知，"对男女之事完全不懂"，"发生关系时从没有使用过任何安全措施"，甚至查出感染艾滋病病毒时，根本不知道什么是艾滋病。青年学生正处于青年期，性行为活跃，但是防病意识不足，随着近些年国家和社会对年轻学生感染艾滋病的重视程度不断提高，青年学生艾滋病防治知晓率也有较大提升。但是对于艾滋病有较严重的知行分离现象。随着思想的逐渐开放，对婚前性行为、商业性行为、多性伴等的容忍性逐步增加，全国调查数据显示青年学生中 33.37% 的男生和 14.66% 的女生发生过婚前性行为，且发生过性行为的比例呈现增高的态势，加之青年学生人群自我保护意识差，对高危行为总体认识不足，感染 HIV 的风险很大。《健康中国行动（2019—2030 年）》中指出"提倡负责任和安全的性行为，鼓励使用安全套"，《遏制艾滋病传播实施方案（2019—2022 年）》中也提出倡导公序良俗，强调每个人是自己健康第一责任人。面对持续上升的

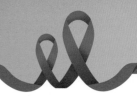

青年学生艾滋病感染趋势，和尚未达标的艾滋病防治知晓率我们需要加强青年学生艾滋病防治宣传力度，对高校学生的安全性行为和性教育加以重视并进行健康引导，这需要家庭、学校、全社会重视起来、行动起来，做自己健康第一责任人，做推动健康中国建设的一砖一瓦。

第二章

专家有话说

....

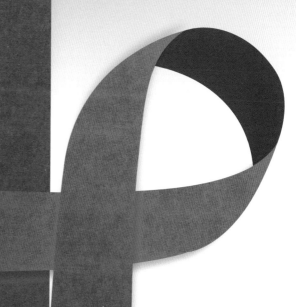

2

CHAPER

艾滋病危害大

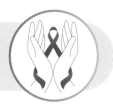

　　艾滋病是由人类免疫缺陷病毒（Human Immuno deficiency Virus，HIV）引起，而艾滋病，又称获得性免疫缺陷综合征（Acquired Immuno deficiency Syndrome，AIDS），顾名思义，我们常听说的 HIV 就是一种能给人体的免疫系统带来巨大麻烦的病毒，而艾滋病是人体感染了 HIV 后，免疫功能受到影响随之产生的一系列症状。临床表现为机体抵抗疾病的能力逐渐丧失，最后病人死于机会性感染性疾病或肿瘤。

　　艾滋病的临床分期：

　　（1）急性感染期：为病毒感染初期，有的感染者可出现发热、疲乏、头痛、咽喉炎、腹泻等类似感冒的症状，但往往比较容易忽略。感染艾滋病病毒后，一般需要经过几周"窗口期"以后才能检测到艾滋病病毒抗体。

　　那么，什么是"窗口期"呢？2019 年 1 月由国家卫生健康委发布的《中华人民共和国卫生行业标准 – 艾滋病和艾滋病毒感染诊断》（WS293–2019）对于"窗口期"做出了更为明确、合理、科学、实用的定义。"窗口期"指从 HIV 感染人体到感染者血清中的 HIV 抗体、抗原或核酸等感染标志物能被检测出之前的时期。现有诊断技术检测 HIV 抗体、抗原和核酸的窗口期分别为感染后的 3 周、2 周和 1 周左右。处于"窗口期"的感染者检测结果是阴性，但血液中有病毒，仍然具有传染性，应该再进行 HIV 检测。

　　（2）无症状感染期：指的是从感染病毒开始到发展成艾滋病病人这一段时

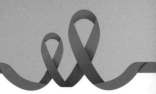

间，一般为2—10年。此期内感染者多无临床症状，看起来跟健康人完全一样，但不是静止期，更不是安全期，病毒持续复制，对人体免疫系统有破坏作用。

（3）艾滋病期：全身免疫系统遭到破坏，出现各种机会性感染，最后病人机体免疫功能完全丧失，并发各种疾病和肿瘤，导致死亡。

艾滋病发病后的常见症状包括：皮肤、黏膜出现感染，出现单纯疱疹、带状疱疹、血疱、瘀血斑等；持续性发热；肺炎、肺结核、咳嗽、呼吸困难、持续性腹泻、便血、肝脾肿大、并发恶性肿瘤等。

艾滋病是一种危害大、死亡率高的严重传染病，目前没有疫苗可以预防，也没有方法治愈。艾滋病病毒会缓慢破坏人的免疫系统，若不坚持规范治疗，发病后病情发展迅速。本书收录的故事中小周一次次站在死亡线上，嘿咻（人物化名）双目失明，饭饭（人物化名）反复肺感染皆因没有及时进行规范治疗所致。而大鹏、媚娘、金海等进行了规范治疗，病情控制得很好。

感染艾滋病会给生活带来巨大影响，需要终身规律服药，病人担心不能从事喜欢的工作，担心长期服药的副作用，担心传染给家人，担心周遭的歧视等，精神压力也随之增大。

艾滋病的传播途径

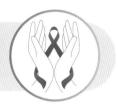

国家卫生健康委公布显示，我国艾滋病疫情处于低流行。2022年全国新报告 HIV/AIDS 病例 10.7 万人，累计现存活 HIV/AIDS 病例 122.3 万例。2022 年全国新报告 HIV/AIDS 病例主要传播途径为经性传播，比例高达 97.6%，其中异性性传播为 72.0%，男性同性性传播为 25.6%。

天津市疾病预防控制局通报数据显示，截至 2023 年 10 月底，天津市累计管理现存活艾滋病病毒感染者和病人 7291 例，累计管理病例以男性青壮年为主，传播途径以性传播为主，其中同性传播占 79.40%，异性传播占 18.66%。2023 年 1 至 10 月，天津市新报告管理艾滋病病毒感染者和病人 539 例，较 2022 年同期的 469 例增加 14.93%。2023 年 1—10 月期间新报告管理的病例中男性 518 例，女性 21 例，新报告管理病例以性传播为主，其中同性传播占 82.38%，异性传播占 16.51%。天津市整体艾滋病疫情呈现低流行态势。

艾滋病主要传播途径为经血液传播，母婴传播和经性途径传播。艾滋病经血液途径传播主要方式为输入含有艾滋病病毒的血液或血制品、共用含有艾滋病病毒的静脉注射器吸毒。此外，与艾滋病病毒感染者或者病人共用牙刷或者剃须刀等可能接触血液风险的行为也有可能引起艾滋病的经血液途径传播。

此外使用消毒不严格的工具拔牙、打耳洞、纹眉、纹身等也存在经血液感染艾滋病的风险。经过各方面共同努力，我国基本阻断了艾滋病经输血和血制品传播，同时注射吸毒传播艾滋病得到有效的控制。2020 年，我国经输血途径感染艾滋病病例呈零报告。艾滋病母婴传播是指艾滋病病毒感染的妇女在怀

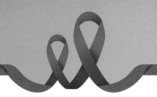

孕、分娩和产后哺乳等过程中将 HIV 传染给胎儿或婴儿，导致胎儿或婴儿感染 HIV 的传播方式。在未干预的情况下，母婴传播的几率大概为 10%—50%，如果艾滋病阳性孕妇接受规范的艾滋病母婴阻断，孩子感染艾滋病的几率非常低。目前我国经母婴传播艾滋病得到有效控制。

目前我国艾滋病主要的传播途径为经性途径传播，包括经异性性接触和同性性接触传播。尤其男男同性性接触感染艾滋病病毒的风险更大，近年来天津市新发现的 HIV/AIDS 病例近八成通过男男性接触感染艾滋病。因此做好艾滋病的经性途径传播的预防对于控制艾滋病的流行具有重要的意义。

近年来经过全社会的共同努力，大众对于艾滋病的基本知识及传播途径的认知有很大提高。尤其对艾滋病的三大传播途径非常了解，但是在我们的调查中发现知行不一的现象比较严重，很多感染者都了解艾滋病的传播途径和预防手段，但是往往在发生高危性行为时存在侥幸心理，不使用安全套。在此次访谈的很多病例中，都有知行不一的现象，艾滋病可防不可治愈，离我们并不遥远！

遏制艾滋，重在预防

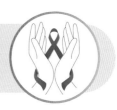

艾滋病是一种可防不可治愈的疾病，目前尚没有有效的疫苗可以预防。因此正确认识艾滋病，明确其传播途径，掌握相应的预防知识、拒绝感染艾滋病的危险行为，做好自身防护是有效预防艾滋病的重要手段。

艾滋病作为一种传染病，其预防方式无外乎从传染源、传播途径和易感人群三个方面下手。就第一个传染源方面，由于艾滋病是一种慢性疾病并且从外表看不能判断是否感染艾滋病，因此在第一个方面就比较难以采取措施，就易感染人群而言，艾滋病没有有效的疫苗可以预防，因此最好的预防措施目前还在于从切断传播途径方面着手。

众所周知艾滋病的三大传播途径是血液传播、性传播与母婴传播。相关的内容前面已有描述。目前，艾滋病主要感染人群是成年人，因此这里重点关注一下成年人艾滋病传播的主要危险行为。

人尽皆知，"黄赌毒"不仅腐蚀身心、危害家庭幸福，而且毒化社会风气，一向被视为毒瘤和公害，是国家法律明令禁止的违法行为，是不可沾染的恶习，这里的"黄"和"毒"与感染艾滋病有很大的关联。

首先看一下"黄"这个问题，说到"黄"不免与"性"相联系，目前我国艾滋病主要的传播方式就是经性行为传播。说到这里也没有必要"谈性色变"，正常的单纯的夫妻之间的性行为是不会感染艾滋病的，风险来自不安全的性行为，也就是咱们通常说的"黄"——卖淫嫖娼之举，通常卖淫者服务的对象很多，其中又有因各种原因不使用安全套的不安全性行为，有关调查数据显示女

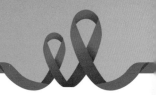

性性服务工作者最近一个月在卖淫过程中每次都使用安全套的比例不足 70%，这就将其处于一个感染艾滋病的高风险之中。反过来看，卖淫者感染上艾滋病之后服务的嫖娼者被艾滋病病毒感染的可能性也很大，嫖娼次数越多、频次越高感染的风险就越大。

除了不安全的异性性行为之外，同性之间的性行为也是感染艾滋病的重要行为，目前天津市艾滋病主要的传播方式是经同性性行为传播，近年来天津市每年新发现的感染艾滋病病毒的病例有 70% 以上都是经同性性行为传播。书中大多数的例子都是由于同性性行为感染艾滋病，不得不在感染后的日子里每天坚持服药。与多个性伴交往，尤其是没有保护的同时与多个性伴发生性关系极大地增加了感染艾滋病的风险，就如小空（人物化名）一样一次四个人的"约炮"让他感染艾滋病；如老根（人物化名）一样去浴池寻找不同的性伴侣，久而久之随着不安分而来的还有梅毒和艾滋病；再如小周（人物化名）因为空虚、寂寞不停地通过网络"约炮"，放纵自己，日复一日的放纵生活不仅没有给他带来充实的生活反而感染上了艾滋病……在疾病面前不要存在侥幸心理，发生性行为不可避免的时候一定要采取保护措施，就如灿灿（人物化名）一次无保护的性行为让他本该青春年少的年龄感染上了艾滋病，给原本美好的生活蒙上了一层阴影。

说完"黄"再来说说"毒"的问题，吸毒有注射和非注射之分，注射吸毒的时候迫于条件限制或者毒瘾上来后难以控制等原因会有共用注射器的行为，通过共用注射器造成不同吸毒人员之间血液的交换，共用注射器者当中如果有一人感染艾滋病的话，其他人被感染的风险极大，就如书中悲哀（人物化名）的故事，因为无知接触毒品后不仅遭受钱财的损失还因此感染艾滋病，昔日的风采随之而去，原本美好的生活被病魔替代。而现在很多新型毒品是不需要注射的，这样虽然避免了因共用注射器而感染艾滋病的风险，但是随之而来是吸食毒品后的性兴奋，很多人因吸食新型毒品后发生性行为而被感染。就如书中的

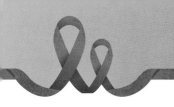

快餐（人物化名）一样，他常应客人之邀陪对方吸毒，在性生活和吸毒都十分疯狂的那段日子里被检测出感染艾滋病，活在一个"没有明天"的状态中。

综上卖淫、嫖娼、吸毒等活动是艾滋病传播的重要危险行为。性自由的生活方式、多性伴且没有保护的性行为可极大地增加感染、传播艾滋病和性病的危险。因此树立健康的恋爱、婚姻、家庭及性观念是预防和控制艾滋病、性病传播的治本之策。

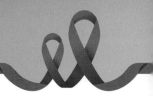

通过日常接触不会被感染

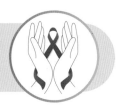

无知，有时会导致盲目的无所畏惧，有时则会导致草木皆兵。社会上的大多数人，对艾滋病持避之不及的谨慎态度。在模糊的认知下，会形成对感染者的歧视。本书中艾滋病感染者心路的一番话具有一定的代表性："现在我的生活跟正常人并无两样，一样可以跟邻居聊天、跟朋友吃饭。然而，这一切的前提是，别人不知道我有这种病！否则，恐怕再也没人敢跟我说话了。"

其实，与艾滋病病毒感染者、艾滋病病人的日常接触不会被感染。这里"日常接触"是一个要澄清的概念。正如天津市东丽区疾控中心张冬大夫在微信公众号"青春红丝带"中所提出的那样："你要是把性行为定义成为日常接触的话，那只能说日常接触是有可能感染的。"

在我们习惯的定义下，日常接触指的是：与 HIV 感染者交谈、握手、拥抱、礼节性的接吻；使用马桶圈、电话机、餐饮具、卧具、游泳池或浴池等公共设施；咳嗽和打喷嚏；蚊虫叮咬等。离开人体后，艾滋病病毒对外界环境的抵抗力较弱，所以经这类接触是不会感染艾滋病的。

我们要注意的是，使用了 HIV 感染者使用过的物品，比如电话、笔、衣服，等，是不会被感染的。但是这些物品不包括剃须刀、纹眉纹身工具等可能会造成血液传播的物品。另外，法式深吻还是要谨慎的，虽然唾液交换不会传染，但是口腔有破损或者溃疡的时候黏膜渗出液还是有一定危险性的。

血液是艾滋病的传播途径，像蚊子、蜱等吸血动物正是吸食血液的。那么问题来了，蚊虫叮咬了 HIV 感染者后如果再叮咬正常的人，这个正常的人是否

会被感染呢？答案是否定的！以最常见的蚊子来讲，它有一个类似针筒的很长的口器，当咬人的时候就会把口器插入皮肤吸食血液，再吐出部分唾液，而这个唾液就是造成我们被蚊子叮咬后痒的原因。蚊子的口器有专门吸血的管子，也有专门"吐口水"的管子。当吸血的时候血液从一根管子被吸出，而唾液从另一根管子吐到人体。艾滋病不同于疟疾、登革热等疾病，HIV 在蚊虫体内是不能够存活的。而疟疾、登革热等疾病的病原体会在蚊虫体内大量繁殖，然后到达唾液腺，在蚊虫叮咬"吐口水"的过程中进入到人体，造成人体感染。

最后，摘录张冬大夫在微信公众号"青春红丝带"上所撰写文章里提到的关于艾滋病感染途径常见的几条错误认知：

1. 进食被含艾滋病病毒血液所污染食物会造成感染。

人吃进后，食物会停留在消化道中一段时间，在胃酸等消化液的作用下，很快会将艾滋病病毒灭活的。所以，不会经过这种途径感染的。

2. 带有 HIV 的针插在共享单车车座上，而恰好骑车时候扎了屁股，会造成感染。

这种情况下是不会感染的。由于 HIV 本身是非常脆弱的，离开人体后很快就会失去传染性，另外艾滋病病毒造成感染需要有足够的病毒量才能实现，所以这种情况下是不会感染的。目前，各类官方信息都未提及因为这种方式而感染艾滋病的。其实，这类谣言是非常老的了，原来的版本发生在公交车、出租车上，现在与时俱进到共享单车了。

3. 伤口碰到含 HIV 的分泌物，一定会被感染。

经常有咨询者提出这样的问题：自己找了个"小姐"，但是没发生性行为，只是相互摸了摸，碰到了分泌物，假如手上有伤口会被感染吗？

从理论上来说，是有感染可能的。因为手上有开放性的伤口，而对方的分泌物如果存在病毒的话，病毒就会通过伤口进入身体造成感染。但是这种推论过程是条件限定的。艾滋病病毒造成感染需要有足够的病毒量，依据文献中的

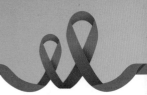

数据估算：对于男性关心的阴道和宫颈液来说，需要最少 2.5mL 的阴道和宫颈液进入破损伤口或黏膜才有可能被感染。因此，一般认为通过这种方式是不会被感染的。当然，这要排除对方是急性期感染者或者是未进行有效抗病毒治疗的艾滋病病人。这两种人体液中的病毒含量极高，可达每毫升 106 个以上，伤口碰到其分泌物时，是有可能被感染的。

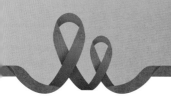

性病增加艾滋病风险

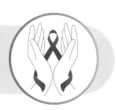

　　有书说：性病与艾滋病狼狈为奸。有人说：性病与艾滋病是一对孪生兄弟。前文故事中的老根和饭饭均是在治疗性病的同时发现感染了艾滋病，到底性病与艾滋病之间有怎样的关系，性病患者更易感染艾滋病还是艾滋病患者更易感染性病呢？首先，我们要明确一下性病的定义，性病是"性传播疾病"的简称，在医学生的《皮肤性病学》第 8 版教科书上关于性病的确切定义是这样的：性传播疾病（Sexually Transmitted Disease, STD）指主要通过性接触、类似性行为及间接接触传播的一组传染性疾病，目前我国传染病防治相关法规规定监测的包括梅毒、淋病、生殖道沙眼衣原体感染、生殖器疱疹和尖锐湿疣五种性病，而广义的性传播疾病还包括乙肝、传染性软疣、生殖系统念珠菌病、阴道毛滴虫等二十多种可通过性接触传播的疾病，严格意义上来讲，艾滋病也属于性传播疾病的一种。多种性传播疾病与艾滋病病毒感染关系密切，研究发现世界上性病发生率高的地区，艾滋病病毒的感染发生率也一定会很高，它们之间有着相辅相成互相促进的紧密联系。所以，性病患者是艾滋病易感的高危人群，同时艾滋病患者也更容易感染性病。究其原因，医学界有如下几点共识：

　　（1）性病艾滋病有着共同的传播途径。几乎所有的性病都是通过性接触传染的，而这正是艾滋病的主要传播途径。而且，性病患者与艾滋病患者通常发生于性活跃阶段的青壮年，有着相似的特定性行为的易感人群中。

　　（2）性病增加 HIV 的传染性：性病患者多在阴部及外生殖器部位患有炎症或糜烂、溃疡，为艾滋病毒的侵入提供了有利条件，使其很容易进入人体并迅

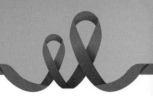

速蔓延。大量流行病学和生物学研究表明：生殖器破溃糜烂性性病和非破溃糜烂性性病都能够增强艾滋病病毒的传播。而且，艾滋病病毒也改变了一些性病的发生、发展的病程。大量的流行病学研究证实，与正常人相比，淋病、梅毒、沙眼衣原体感染、生殖器疱疹、软下疳等各种性病病人中的艾滋病感染的危险性增加了 2—10 倍，其中梅毒、生殖器疱疹和软下疳等以生殖器溃疡为特征的性病病人感染艾滋病的危险性更高。因此，性病可以促进艾滋病的传播。同时性病患者由于机体的免疫防御系统受到破坏，又可以加快和加剧艾滋病的发生发展。

（3）性病可增加人体对 HIV 的易感性：性病病原体感染人时，往往引起炎症反应，而炎症又使淋巴细胞增多，由于淋巴细胞是艾滋病病毒进攻的靶细胞，所以它的迅速增加起到了吸引艾滋病病毒入侵的作用。

（4）感染艾滋病毒后，由于身体免疫功能下降，更易感染性病，并且可使已感染的性病潜伏期缩短，病情加重且发展更快。例如尖锐湿疣患者合并艾滋病可使疣体大量泛发和反复发作，治疗过程延长。

一些性病和艾滋病早期症状并不明显，具有隐蔽性。只有通过及时抽血化验才能发现。所以，一旦有过高危行为，应及时到正规医院就诊，绝大多数性病经过正规治疗是可以完全治愈的。而且，在确诊性病后，仍要坚持正确使用安全套、夫妻或性伴侣双方同时治疗，以减少性病的进一步传播和降低感染HIV 的风险。

坚持使用安全套

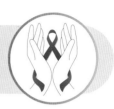

避孕套（Condom），又称套、安全套、保险套，别称有"小雨伞""小雨衣""小雨帽"，是以非药物的形式阻止受孕的简单方式，主要用于在性交中阻止人类的精子和卵子结合，防止怀孕。除此之外，坚持每次正确使用安全套，可有效预防艾滋病、性病经性途径传播。避孕套通常是用天然橡胶或聚亚安酯制成。作为避孕工具，避孕套和其他避孕方法相比，使用方便、没有副作用，避孕成功率一般为97%，受过专门训练的使用者则可使避孕成功率达到98%。正确使用避孕套可使感染艾滋病的概率降低99.9%，感染淋病的概率降低85%。安全套分为男用安全套、女用安全套、口交套、肛交套等多种类型。

选择质量合格的安全套，确保使用方法正确，才能起到有效作用。正确使用安全套需要注意以下几点：

（1）使用前应特别留意安全套的出厂日期和有效期，确保安全套不过期。

（2）每次性行为前，打开一个新的安全套，不重复使用，注意小心撕开包装，不要撕坏里面的安全套。

（3）要将安全套前端的小囊捏瘪，排出空气，在戴安全套之前，不需要事先展开它，只要是合格的产品不需要大家再进行吹气检查，如果使用前打开，反而会使戴套较困难。

（4）全程都要使用安全套，在阴茎勃起之后，接触阴道、肛门或口腔之前，就要戴上安全套，在展开安全套直至阴茎根部时，仍然需要捏紧安全套尖端的空泡。

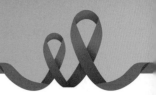

（5）良好的润滑对防止安全套破裂是很重要的，只能使用水性的润滑剂，油性润滑剂容易造成安全套破裂。

（6）射精后，阴茎尚处于勃起状态时，握紧根部，小心地将阴茎抽出，避免安全套滑落。在体外轻轻地取下安全套，检查安全套有无破损，如有破损，应考虑去相关机构进行咨询检测。安全套扔到垃圾桶，并清洁双手。

（7）如果在戴套时看到有破口，或在使用时感到已经破了，应当立即停止，换一个新的使用。

也许大家都知道安全套的使用方法，但是能坚持使用，并不是人人都能做到的事情。访谈中的感染者，大多都是高危行为时没有使用安全套导致的感染。第一类情况是风险意识不到位所以没有使用。有的人对性伴侣过度放心觉得没有必要用，认为对方是自己情投意合的另一半，看起来挺健康的，压根没想过用安全套的事。当两个人发生性接触时，其实间接接触的是对方的既往性伴侣，谁也不能保证对方就是百分之百安全的，所以在使用安全套时一定要有"不怕一万，就怕万一"的思想意识。另外一类情况是对安全套的使用体验不好所以没有使用。有的人觉得戴安全套麻烦，性刺激降低，认为戴上安全套有"隔层"就不是真正的亲密接触，所以有时使用有时不用，这些做法都是不正确的。还有的男男性行为者在访谈时说，安全套是避孕用的，男男性接触不会怀孕就没有必要使用。其实，男男性接触很容易发生肛门黏膜破损，更容易感染HIV病毒，应该做到百分之百安全套的使用，才能预防性病艾滋病的感染。

使用安全套不意味着可以放纵个人的性行为。在交往中做出正确的决定，珍惜自己，洁身自好，不轻易委身于他人，更不放纵性行为，坚持每次正确使用安全套，以健康安全的生活方式来迎接未来的生活。

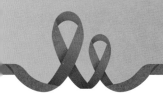
拒绝毒品

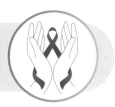

　　毒品顾名思义一般是指能够使人成瘾的特殊物质，而毒品成瘾从其根本上说是一种对药物的依赖，是药物与机体相互作用所造成的精神状态和身体状态，表现为强迫性的对特定药物的强烈渴求，或是为了要感受服用药物产生的精神效应，或是为了避免由于停止用药产生的不适。

　　常见的毒品根据提取合成的工艺差异一般分为传统毒品和合成毒品。其中传统毒品包括鸦片、吗啡、海洛因等阿片类毒品，另外大麻和可卡因也被归为传统毒品类。冰毒、摇头丸、麻果等一般被称为合成毒品。传统毒品主要对人体以镇静、镇痛等作用为主（可卡因除外），合成毒品主要对人体产生兴奋或致幻作用。吸食使用毒品常见方式主要分口吸和静脉注射两种方式。

　　那么艾滋病作为一种传染性疾病怎么会和吸食毒品纠缠不清呢？这还要从艾滋病的传播途径说起。通过对艾滋病病毒的深入谱系研究，在中国大陆流行的艾滋病病毒毒株其中有一支就是从西南边境通过吸毒人群间传播进入我国的。而艾滋病的三种传播途径中经血传播感染的人群里很大一部分人就是吸毒者，在毒品海洛因的"辉煌时代"注射吸毒是最常见的吸毒方式，根据世界卫生组织的统计，静脉吸毒者艾滋病的感染率是正常人群的 50 倍。那静脉注射又是怎么感染艾滋病的呢？这还要从他们共用注射器，共享毒品的行为方式中找原因，由于静脉吸毒者常常聚在一起吸食毒品，毒瘾发作时经常几个人甚至十几个人同时凑在一起使用同一个注射器，别说消毒，甚至连起码的清洗都无法顾及。如果其中一个人是感染者，这被污染的注射器就会将病毒传播给一起共用注射器的其他所有人。近些年在防治艾滋病的攻坚战中我们开展了清洁

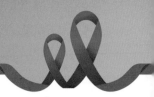

针具交换和美沙酮戒毒药物维持治疗项目，在控制传播、感染艾滋病的方面效果显著。

近些年合成毒品流行趋势日益上升，合成毒品与艾滋病感染风险之间最重要的关联就是性。合成毒品常见的大多是兴奋类精神药物，吸食者使用后大脑控制力下降，甚至是一片空白的。况且合成毒品本身就有助性的作用，这样发生不安全性行为、不使用安全套、多性伴侣的性活动会大大增加，也就丧失了对感染艾滋病的最基本的自我防护机会。与吸食传统毒品不同，合成毒品的使用更趋向于一种群体行为，主要地点在 KTV、酒吧等娱乐场所。"人多才更HIGH"是吸食者用药的前提。本身参与这种活动就放松了警惕，这样感染艾滋病的风险自然也会增高。

青少年处于生理、心理发育的关键时期，心理防线脆弱，好奇心强，自我保护意识差，判断是非能力差，如果对毒品的危害性和吸毒违法性缺乏足够的认识，加之朋友圈鱼龙混杂，交友不善，很容易成为毒品侵袭的对象，成为艾滋病传播的温床。所以我们要通过多种方式传播正确的毒品预防知识。培养年轻人正确的人生观价值观，学会拒绝陌生人的"馈赠"。慎重交友，不要轻易相信别人，时刻不要放松警惕。正确认识社会所谓"时髦"的风潮，远离易染毒的场所。这样毒品和艾滋病也就不会轻易进入你的生活，影响你的人生。

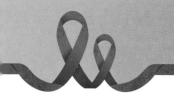

艾滋病母婴阻断

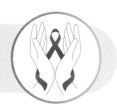

人生中有时会有些飞来横祸,将原本稳稳的幸福生活瞬间推入深渊,其中非常不幸的一种,是因他人过失而意外感染 HIV。我们故事的主人公丫头就是这不幸中的一员。然而她又是"不幸又万幸"的人,染病之后她怀孕生女,圆了长久以来的母亲梦。生育是每个人的权利,同样也是个人对社会、对种族的一种贡献,但是如果患了艾滋病还能生小孩吗? 艾滋病患者生的小孩健康吗?

我们都知道,母婴传播是艾滋病三种传播途径之一,是指感染艾滋病的妇女在怀孕、分娩或产后哺乳等过程中将艾滋病毒传染给胎儿或婴儿,导致胎儿或婴儿感染艾滋病。研究表明,在未干预的情况下,艾滋病母婴传播发生率约为 10%—50%。HIV 母婴传播后婴幼儿病情发展比其他途径感染发展更快。母婴传播 HIV 阳性的婴儿近 50% 在 1 岁时发展为艾滋病。大部分感染艾滋病病毒的孩子会在 5 岁之前死亡。过去确实有段时间,HIV 感染者往往被建议不要孩子。不过现在,可以告诉大家她们还是有办法生下健康的宝宝的。目前的国内外研究和经验证明,实施有效的预防艾滋病母婴传播综合干预措施,可使艾滋病母婴传播率下降 30%—60%。

艾滋病的母婴阻断主要有以下几点:首先,目前推荐所有 HIV 感染的孕妇,一旦诊断,无论病毒载量高低和 CD4 水平如何,均应立即进行抗病毒治疗。对于已经开展抗病毒治疗的育龄妇女,一旦发现怀孕,需要根据情况决定是否调整已有的抗病毒治疗方案。研究表明,妊娠期艾滋病病毒载量低至测不出水平时,HIV 母婴垂直传播的概率极低。新生儿出生以后,母亲和孩子也应

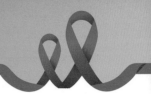

继续使用相应的抗病毒治疗，以降低新生儿感染艾滋病病毒的概率。其次，避免妊娠期、产间进行创伤性检查及产科操作。择期剖宫产是降低母婴传播的有效手段。最后，产后采取人工喂养，避免母乳及混合喂养。由于母乳中可以检测到 HIV 病毒，HIV 病毒可以经母乳喂养传播给婴儿。长期母乳喂养将大大增加传播 HIV 的传播危险性。还需注意的是，在以后生活中，仍要避免妈妈的血液或者是体液接触到小宝宝，比如说妈妈不小心损伤了皮肤，一定要尽可能避免血液甚至伤口的渗液和小孩接触。

艾滋病本身以及阻断药物对胎儿是没有影响的，不会因为艾滋病增加新生儿的畸形率，艾滋孕妇跟正常孕妇生孩子的畸形率是一样的。一旦做出妊娠决定，应到当地承担艾滋病抗病毒治疗任务的医院或妇幼保健机构，在医生的指导下，采取服用抗病毒药物、住院分娩以及产后避免母乳喂养等预防传播的措施，可大大减少将艾滋病病毒传染给胎儿或婴儿的机会。

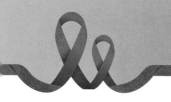

及早检测

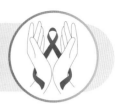

艾滋病存在较长时间的潜伏期,艾滋病病毒感染者在发病前外表与正常人无异,决不能从一个人外表是否健康来判断其是否感染艾滋病。艾滋病病毒感染是一种长期的慢性感染过程,人体抵抗艾滋病也是长期的慢性过程,有部分病例急性期感染后出现类似"感冒"的症状,但无法分清是"感冒"还是艾滋病病毒感染。在感染以后的携带状态和艾滋病状态下,人体的表现是系统的:如消瘦、疲乏无力、反复的呼吸道感染和消化道感染,这些疾病有患者自身的症状,症状又无特异性,无肉眼可见的外在表现可以判断,只有通过医学检测艾滋病病毒和病毒抗体才可以知道是否感染艾滋病病毒。

有过不安全的性行为如卖淫嫖娼、与多个人有性接触、肛交等;共用不洁针具静脉吸毒;接受有可能被污染的血液或血制品;使用未经严格消毒的针具或其他可能引起出血的器械,如剃须刀、穿耳针及纹身器具;以及艾滋病高发地区的孕产妇,要主动到当地艾滋病自愿咨询检测(VCT)门诊(室)进行咨询检测。

国家实施免费的艾滋病自愿咨询检测。自愿接受艾滋病咨询和检测的人员,可在各级疾病预防控制中心和卫生行政部门指定的医疗机构得到免费咨询和艾滋病病毒抗体初筛检测。经常与一个或多个临时性伴侣发生不安全性行为的性活跃者,无论年龄大小,建议到艾滋病自愿咨询检测门诊定期检查,最好至少每三个月检测一次。

国务院《艾滋病防治条例》规定,国家对个人接受自愿咨询检测的信息完

全保密。个体刚刚感染的一段时间内，虽然感染者体内有艾滋病病毒，但抗体未产生或者是产生抗体的量无法足量让之检测得到，这就是我们常说的检测窗口期。根据个体不同，此过程长短不一，通常为2—8周。在窗口期虽测不到艾滋病病毒抗体，但体内已有艾滋病病毒，因此处于窗口期的感染者同样具有传染性。因此，需要注意自己检测的时间要在窗口期过后。具体可咨询当地的艾滋病自愿咨询检测门诊。

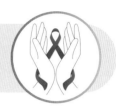

及早治疗

艾滋病是一种危害性极大的传染性疾病，是由艾滋病病毒（HIV）感染引起的获得性免疫缺陷综合征。艾滋病的普遍认知类似于"绝症"。艾滋病最为大众熟知的特性是不可治愈性与对人体的极大的危害性。随着抗病毒药物的更新换代，治疗手段的提高，艾滋病的治疗进入了一个新阶段，艾滋病的病死率不断降低，相当比例的感染者通过积极治疗能够维持相对正常的生活。这方面最有名的例子就是美国 NBA 球星，绰号"魔术师"的埃尔文·约翰逊，他通过服用抗病毒治疗药物，维持正常生活已长达二十余年。

大部分对艾滋病有基本认知的人，都知道艾滋病病毒首先侵犯 CD4+T 淋巴细胞，在细胞内完成自我增殖，同时破坏细胞，进而破坏免疫系统，引起严重的并发症甚至导致死亡。但这一阶段并不是瞬间完成，而是需要一定时间，最直观的反应即是 CD4+T 淋巴细胞随着病程缓慢下降，这也就是为什么艾滋病感染者存在长达 8—10 年的无症状期。此期间感染者可能没有明显症状，也不知道自己的感染状态，但是病毒仍在体内高速复制，一点点地侵害免疫系统，长此以往会造成不可逆转的后果，现在最主要的检测指标即为 CD4+T 淋巴细胞计数小于 200，也可表明艾滋病病毒对免疫系统造成了极大的负担，免疫系统已经受到很大限度的破坏。

从病死率与病人寿命的角度来看，在科学规律的治疗前提下，艾滋病可以看为一种慢性的传染性疾病。尽早治疗能够保证感染者的最佳生存质量。现阶段的抗病毒治疗能够最大限度地抑制病毒复制，虽然无法根除，但大部分病人

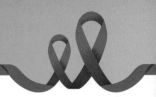

在规律治疗半年以后，体内的病毒载量水平能达到检测限以下。也就是说，通过科学规律的药物治疗，感染者体内的病毒被最大限度地抑制，同时病毒载量水平降低到检测限以下时，感染他人的风险也降到最低。感染者的寿命也大大延长，有国外研究表明，长期治疗的患者寿命与正常人群的预期寿命相差在5岁以内。

同时现阶段的抗病毒方案如无特殊情况是不可终止的。也就是说，治疗是终生规划，这就需要接受治疗的病人对自己的治疗有着合理规划，养成规律定时服药的习惯，积极与医生配合，才能最大限度地保证生存质量。

综上所述，在知晓自己的感染状态后，首先最重要的事情就是及时就医，在身体条件允许的情况下，按照医生制定的治疗方案，服用抗病毒药物。同时做到规律服药，不停药，服药期间有不适及时咨询医生。尽早治疗是艾滋病感染者保护自己的最佳途径。

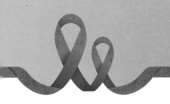

HIV 暴露前预防和暴露后阻断

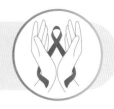

　　我国目前针对男男同性性行为人群（以下简称 MSM）采用综合性预防干预措施，主要包括安全套使用和推广、扩大检测和治疗等。尽管干预工作力度不断加大，我国 MSM 最近 6 个月坚持使用安全套的比例并未显著改善。2015年仅为 52.9%，提示不安全性行为在 MSM 中仍普遍存在。HIV 暴露前预防（Pre-Exposure Prophylaxis，以下简称 PrEP）和 HIV 暴露后阻断（Post-Exposure Prophylaxis，以下简称 PEP）是国际上证实有效的 HIV 预防措施，PrEP 指 HIV 抗体阴性人群通过提前服用抗逆转录病毒药物，降低 HIV 感染风险。PEP 指 HIV 抗体阴性人群在发生 HIV 暴露后，通过服用抗病毒药物来预防感染，又称暴露后阻断。研究表明，PrEP、PEP 与安全套使用、扩大检测和发现即治疗等措施结合应用，能显著降低 MSM 人群 HIV 新发感染。

　　男男性行为人群中部分高危性行为者，包括与多个同性性伴侣发生肛交性行为且不能坚持使用安全套者，频繁使用助性剂发生同性肛交性行为者，从事为同性提供商业性性服务者等，他们适合采用 PrEP。另外，单阳伴侣中阳性一方抗病毒治疗尚未达到病毒持续成功抑制前，阴性一方除坚持使用安全套外，也可以采用 PrEP 提供更多保护。频繁使用 HIV 暴露后阻断用药者也建议采用 PrEP。PrEP 应当在有较高感染 HIV 风险的时期使用，每天服用一次药物。而且可以在一天中的任何时间服药（包括吃饭或饮酒），每天服用的时间也可以不同。如果发现漏服，那么就在想起的时候马上服一次。如果不确定今天是否已经服药，再吃一次也没有问题。在开始使用 PrEP 的头 7 天，需要采取额外的

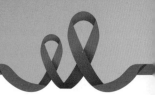

HIV 预防措施（例如使用安全套），因为 PrEP 在人体中建立保护屏障是需要时间的。另外，尽管 PrEP 的效果无须靠使用安全套来保证，但 PrEP 不能预防除 HIV 以外的其他性传播疾病以及意外怀孕等，因此安全套的使用依然有必要。

如果您之前没有被确诊过感染艾滋病病毒，并且在过去 72 小时之内发生了无保护性肛交，如性交时没有使用安全套或中途出现了安全套破损或脱落；或者遭受了性侵犯，请及时寻求 PEP 阻断帮助。PEP 应当在发生疑似 HIV 感染行为之后的 72 小时之内服用阻断药，服药越早，阻断效果越好。需坚持服用 28 天。科学研究显示，暴露后阻断的成功率在 80% 以上。首次服药时间距离暴露的时间间隔越长，则阻断的成功率越低，超过 72 小时则不建议使用 PEP。需要注意的是，每天规律使用阻断药物的人会比漏服的人获得更好的阻断效果。据统计，使用阻断药后仍发生 HIV 阳转的主要原因是未能坚持服用阻断药，或者在服药期间持续发生高危行为。

天津市目前在第二人民医院设立暴露前后预防处置门诊，全市各区疾控中心和二级以上医疗机构自愿咨询门诊均可提供咨询转介服务。

法律面前人人平等

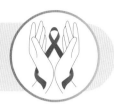

在卜飞和灿灿的故事中，我们不难发现，在他们得知自己感染 HIV 的那一刻，马上就意识到是自己通过网络软件约会的同性性伴侣在已知自己感染 HIV 的情况下与卜飞和灿灿发生了无保护的肛交性行为，故意将 HIV 传染给了他们。令人欣慰的是，他们两个人在感染了 HIV 以后，都没有再报复性地将艾滋病传播给他人，而是积极地治疗，选择不再与其他人发生性行为，这种做法是值得称赞的。

在《中国疾病预防控制中心关于印发艾滋病宣传教育核心知识与艾滋病知识知晓率问卷的通知》（疾控办发〔2016〕43 号）一文中指出艾滋病病毒感染者也是艾滋病的受害者，应该得到理解和关心，但故意传播艾滋病的行为既不道德也要承担法律责任。不歧视艾滋病人是全社会的一种共识，但是，作为艾滋病人不积极治疗，对无辜者恶意发泄，故意传播"艾滋病"，法律是禁止的，请不要以身试法。

国际上有些国家根据本国的法律法规，对故意传播艾滋病的行为进行了判决。美国佐治亚州的法律规定，任何感染者和病人，有意隐瞒感染真相，与他人发生性行为、共享针具以及捐献血液、血制品、器官组织均属违法行为，涉艾滋病传播罪，将被处罚 10 年监禁。新加坡《传染病法案》规定，任何人即使还没有确定自己已经感染艾滋病，但有充足的理由可以估计自己可能已感染的情况下，在发生性行为之前，必须采取预防措施。如果违反规定不采取措施的，可能面临 10 年监禁，最高 5 万元罚金的惩罚。《俄罗斯联邦刑法典》

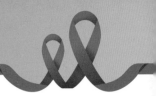

第一百二十二条规定："自知患有艾滋病疾患的行为人，将艾滋病病毒传染于他人的，应当处 5 年以下剥夺自由。对 2 人或多人，或对明知为未成年的人员故意实施传染艾滋病行为，应当处 8 年以下剥夺自由。"《巴西刑法典》第一百三十条规定："故意传播性病于他人者，处 1—4 年监禁。"

我国相关的法律法规主要包括《中华人民共和国刑法》《传染病防治法》《民法通则》《中华人民共和国艾滋病防治条例》等，2017 年又出台了《最高人民法院、最高人民检察院关于办理组织、强迫、引诱、容留、介绍卖淫刑事案件适用法律若干问题的解释》法释〔2017〕13 号，明确定义了故意传播艾滋病病毒的行为。

《艾滋病防治条例》第三十八条规定："艾滋病病毒感染者和艾滋病病人不得以任何方式故意传播艾滋病。"第六十二条规定："艾滋病病毒感染者或者艾滋病病人故意传播艾滋病的，依法承担民事赔偿责任；构成犯罪的，依法追究刑事责任。"

《传染病防治法》第七十七条规定："单位和个人违反本法规定，导致传染病传播、流行，给他人人身、财产造成损害的，应当依法承担民事责任。"

《最高人民法院、最高人民检察院关于办理组织、强迫、引诱、容留、介绍卖淫刑事案件适用法律若干问题的解释》第十二条：明知自己患有艾滋病或者感染艾滋病病毒而卖淫、嫖娼的，依照刑法第三百六十条的规定，以传播性病罪定罪，从重处罚。

具有下列情形之一，致使他人感染艾滋病病毒的，认定为刑法第九十五条第三项"其他对于人身健康有重大伤害"所指的"重伤"，依照刑法第二百三十四条第二款的规定，以故意伤害罪定罪处罚：

（一）明知自己感染艾滋病病毒而卖淫、嫖娼的。

（二）明知自己感染艾滋病病毒，故意不采取防范措施而与他人发生性关系的。

《中华人民共和国民法通则》第一百一十九条规定："侵害公民身体造成伤害的，应当赔偿医疗费、因误工减少的收入、残废者生活补助费等费用；造成死亡的，并应当支付丧葬费、死者生前扶养的人必要的生活费等费用。"

《中华人民共和国刑法》第三百六十条条规定："明知自己患有梅毒、淋病等严重性病卖淫、嫖娼的，处五年以下有期徒刑、拘役或者管制，并处罚金。"《中华人民共和国刑法》第一百一十四条和一百一十五条规定了以危险方法危害公共安全罪，第一百一十五条规定："放火、决水、爆炸以及投放毒害性、放射性、传染病病原体等物质或者以其他危险方法致人重伤、死亡或者使公私财产遭受重大损失的，处十年以上有期徒刑、无期徒刑或者死刑……"《中华人民共和国刑法》第二百三十四条规定故意伤害他人身体的，处三年以下有期徒刑、拘役或者管制。犯前款罪，致人重伤的，处三年以上十年以下有期徒刑……"

也就是说，艾滋病病毒感染者和艾滋病病人在得知感染艾滋病病毒后应主动告知性伴侣或配偶，若继续同他人发生无保护性行为则为故意传播，适用于上述法条和司法解释，将被处以法律处罚。2008年10月10日的《华西都市报》报道，刘某明知自己感染艾滋病依然卖淫，被某法院以故意传播性病罪判处有期徒刑4年，并处罚金2000元；2012年5月15日的《法制日报》（现更名为《法治日报》）报道，谢某为报复罗某，将含有艾滋病病毒的血注入罗某女儿的胳膊内，致使其感染艾滋病，法院以故意杀人罪判处谢某有期徒刑12年；2014年6月13日的《大连晚报》报道，辽宁一名HIV感染者赵某，因与多个女网友发生性关系且故意不采取安全措施，法院以危害公共安全罪判处其有期徒刑7年；2014年10月28日的《钦州日报》报道，HIV感染者叶某，因嫖娼涉嫌故意传播性病罪，被判处有期徒刑2年。

预防艾滋人人有责

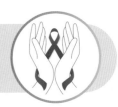

　　艾滋病威胁着每一个人和每一个家庭，预防艾滋病不仅仅是个人的责任，更是全社会的责任。艾滋病感染者是不幸的，有的人本拥有让人羡慕的工作，丰富多彩的生活，有的人刚要开始一段充满希望的新生活，但是由于感染了艾滋病，这一切都变成了泡影。担心家人承受不住和朋友的远去，选择自己默默承受这一切。同时他们也是幸运的，因为有社会组织的关心，病友们的相互鼓励不让他们觉得孤单。艾滋病患者普遍担心社会会用歧视的眼光看待他们，我们应给予他们的是更多的鼓励，对他们所遭受的痛苦给予同情和帮助，减少歧视，为艾滋病患者营造优良的社会环境，使更多的患者能主动接受治疗，改善生活质量。

　　小瑞和小空这两位主人公均是在孩子出生后感染了艾滋病，其中小瑞带着孩子与男友共同生活，小空是独自生活，但寒暑假接孩子在身边。在有艾滋病感染者家庭环境中成长的孩子，更应该学习和掌握预防艾滋病的基本知识，比如一般日常生活接触是不会传染艾滋病的，共同进餐也不会传染艾滋病，但是共用剃须刀会有感染艾滋病的风险。艾滋病感染者孩子共同生活使他们对自己有了更严格的要求，比如寻找固定性伴侣，定期做检测，按时吃药，因为孩子已经成了他们目前最大的牵挂。这不仅仅是艾滋病家庭的责任，也是每个学校、每个社区和全社会的共同责任。学校应对青少年开展青春期性教育，避免危险行为，加强自我保护，免受艾滋病的危害。

　　除了普及一般艾滋病相关预防知识外，还需要动员社区和社会加强对艾

滋病的警示性教育。很多感染者都是知晓艾滋病传播的相关知识，但是侥幸心理、自我麻痹和一时冲动没有使用安全套，使得自己感染了艾滋病。有的人在感染艾滋病后选择做一名检测咨询的志愿者，积极参加预防控制艾滋病的宣传教育工作，把防治艾滋病作为自己的一项责任。我们每个人都是自己身体健康的第一责任人，人人都享有健康的权利，艾滋病感染者同样享有和获得健康服务的权利。防治艾滋病需要我们大家共同行动起来，形成"政府领导、部门合作、人人参与、共建共享"的良好局面。

附 录

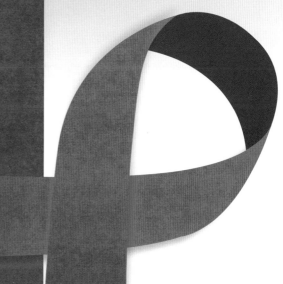

3

CHAPER

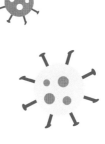

天津市艾滋病咨询检测服务

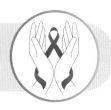

一、线上服务

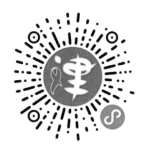

"津门红丝带" 微信公众号　　　　　"易约检" 微信小程序

二、线下服务

天津市艾滋病咨询热线：022-24322222

1. 和平区

序号	咨询检测点所在单位	地址	电话
1	和平区疾病预防控制中心	和平区鞍山道 129 号	022-27821860
2	和平区妇幼保健计划生育服务中心	和平区武昌路 9 号	022-27211243

2. 河东区

序号	咨询检测点所在单位	地址	电话
1	河东区疾病预防控制中心	河东区井冈山路 4 号	022-60418737

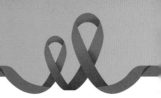

序号	咨询检测点所在单位	地址	电话
2	天津市职业病防治院	河东区新开路 55 号	022-24334102
3	天津爱维医院	河东区津塘路 138 号增 2 号	022-24333253 转 8231
4	天津市第三中心医院	河东区津塘路 83 号	022-84118170

3. 河西区

序号	咨询检测点所在单位	地址	电话
1	河西区疾病预防控制中心	河西区沂山路 496 号	022-28135145
2	河西区妇幼保健计划生育服务中心	河西区新围堤道 76 号增 1 号	022-23263917 转 0

4. 南开区

序号	咨询检测点所在单位	地址	电话
1	南开区疾病预防控制中心	南开区红旗南路 263 号 C 座	022-87875520
2	天津市黄河医院（天津市体育医院）	南开区黄河道 420 号	022-27652268
3	天津市水阁医院	南开区北城街 1256 号	022-27555208-8306

5. 河北区

序号	咨询检测点所在单位	地址	电话
1	河北区疾病预防控制中心	河北区王串场正义道 10 号	022-86295677
2	天津市第四中心医院	河北区中山路 3 号	022-26249301

6. 红桥区

序号	咨询检测点所在单位	地址	电话
1	红桥区疾病预防控制中心	红桥区咸阳路 21 号	022-26526713

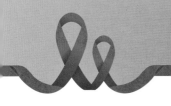

续表

序号	咨询检测点所在单位	地址	电话
2	天津市中医药研究院附属医院	红桥区北马路 354 号	022-27285083
3	红桥区妇女儿童保健和计划生育服务中心	红桥区西北角欢庆里 11 号	022-27560679

7. 东丽区

序号	咨询检测点所在单位	地址	电话
1	东丽区疾病预防控制中心	东丽区开发区一经路 15 号	022-24394115
2	天津市东丽医院	东丽区外环线立交桥东侧	022-24965340
3	东丽区妇女儿童保健和计划生育服务中心	东丽区先锋东路 34 号	15510926826

8. 西青区

序号	咨询检测点所在单位	地址	电话
1	西青区疾病预防控制中心	西青区中北工业园北园三星路 2 号增 1 号	022-27393375
2	天津市西青医院	西青区杨柳青西青道 403 号	022-27960267
3	西青区妇幼保健计划生育服务中心	西青区杨柳青新华道 30 号	022-27391510

9. 津南区

序号	咨询检测点所在单位	地址	电话
1	津南区疾病预防控制中心	津南区二八公路 57 号	022-28562041
2	天津市津南医院	津南区咸水沽镇安荣道 1 号	022-28562713
3	津南区妇幼保健计划生育服务中心	津南区咸水沽镇红旗路 18 号	022-28521545

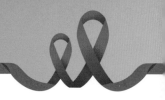

10. 北辰区

序号	咨询检测点所在单位	地址	电话
1	北辰区疾病预防控制中心	北辰区北医道 46 号	022–26823633
2	天津市北辰医院	北辰区北医道 7 号	022–26802269
3	天津市北辰区中医医院	北辰区京津公路 436 号	022–26811515
4	北辰区妇幼保健计划生育服务中心	北辰区朝阳路 65 号（果园北道与朝阳路交口）	022–58687831

11. 武清区

序号	咨询检测点所在单位	地址	电话
1	武清区疾病预防控制中心	武清区广贤路 959 号 3 号楼	022–29380065
2	武清中医医院	武清区机场道 10 号	022–29338845–7901
3	武清区妇幼保健计划生育服务中心	武清区广贤路 959 号 2 号楼	022–22117007

12. 宝坻区

序号	咨询检测点所在单位	地址	电话
1	宝坻区疾病预防控制中心	宝坻区津围路 8 号	022–29240980
2	天津市宝坻区中医医院	宝坻区南关大街 115 号	022–82650738
3	天津市宝坻区妇产医院	宝坻区宝平街道南环西路与望月路交叉口	022–60796102

13. 滨海新区

序号	咨询检测点所在单位	地址	电话
1	滨海新区疾病预防控制中心	滨海新区塘沽嘉顺路 575 号	022–25892587 /25213065

续表

序号	咨询检测点所在单位	地址	电话
2	滨海新区疾病预防控制中心大港分中心	滨海新区大港街兴华路368号	022-63380963
3	天津市永久医院	滨海新区塘沽东大街七号	022-65577223
4	天津北大医疗海洋石油医院	滨海新区塘沽渤海石油路10号	022-25809429
5	天津港口医院	滨海新区塘沽新港二号路1482号	022-25706207转8807
6	天津市第五中心医院	滨海新区塘沽浙江路41号	022-65665062
7	天津医科大学总医院滨海医院	滨海新区汉蔡路159号	022-67127208
8	天津市滨海新区海滨人民医院	滨海新区海滨街健安道与幸福路交口	022-25969372
9	天津市滨海新区大港医院	滨海新区大港凯旋街与南环路交口	022-63109331
10	天津市滨海新区塘沽妇产医院	滨海新区塘沽杭州道68号	022-66300129
11	滨海新区妇幼保健计划生育服务中心大港分中心	滨海新区世纪大道12号	022-63376202

14. 宁河区

序号	咨询检测点所在单位	地址	电话
1	宁河区疾病预防控制中心	宁河区桥北街绿荫西路与白台道交叉口东100米	022-69115974
2	天津市宁河区医院	宁河区芦台街道沿河路23号	022-69560739
3	宁河区妇幼保健计划生育服务中心	宁河区桥北街绿荫西路3号	022-69592795

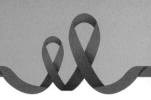

15. 静海区

序号	咨询检测点所在单位	地址	电话
1	静海区疾病预防控制中心	静海区静海北环线与东兴道交口西南 260 米	022-28916110
2	天津市静海区医院	静海区静海镇胜利南路 14 号	022-68924397
3	静海区妇幼保健计划生育服务中心	静海区东兴道与地纬路交叉口东南 100 米	022-68682181 转 8006

16. 蓟州区

序号	咨询检测点所在单位	地址	电话
1	天津市蓟州区疾病预防控制中心	蓟州区兴华大街 55 号	022-22892301
2	天津市蓟州区人民医院	蓟州区南环路 18 号	022-60733118
3	天津市蓟州区中医医院	蓟州区渔阳南路 19 号	022-29191061

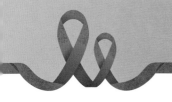

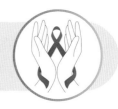

艾滋病相关知识参考

一、为什么感觉得了艾滋病要及早检测？

其一，它能够使感染者在尽可能早的时间里确切知晓自身的真实状况。如此一来，感染者便可以依据这一情况及时地对自己的生活方式进行调整，进而采取更为健康、更为合理的行为模式。比如，他们会更加谨慎地避免那些可能存在风险的不安全性行为，以及避免与他人进行可能导致血液接触的行为，从而极大地降低病毒传播给其他人的可能性。

其二，早期进行检测为感染者赢得了更早开始接受治疗的宝贵时机。通过及时接受专业的抗病毒治疗，能够有效地延缓病情的进一步恶化和进展，显著地提高感染者的生活质量，大大延长他们的生存期。在某些理想的情况下，甚至还有可能实现功能性治愈，为感染者带来新的希　望和转机。

其三，它对于降低艾滋病的传播率有着至关重要的作用。当感染者明确知道自己的实际情况后，就可以更有针对性地采取各种措施来保护自己身边的人，从而在很大限度上减少病毒在人群中的传播范围和传播速度，有效地遏制艾滋病的蔓延趋势。

其四，及早检测还能够让人们在更早的阶段就获得心理上的有力支持和有效的疏导。在得知检测结果后，患者可以第一时间寻求专业的心理咨询和帮助，以便更好地应对可能出现的各种心理压力和情绪问题，保持良好的心理状态和积极的生活态度。

其五，从社会整体的层面来看，广泛地开展艾滋病及早检测工作，有利于

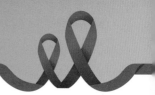

更全面、更准确地掌握艾滋病的流行态势和发展趋势。这样就能够为相关部门制定更为科学、更为有效的防控策略，同时提供坚实的依据和有力的支撑，进而促进整个社会的公共健康水平得到显著的提升。例如，可以根据检测所获取到的数据，更加合理地分配医疗资源，进一步加强宣传教育的力度和广度等。总之，艾滋病及早检测无论是对于个人的身心健康、家庭的幸福稳定，还是对于整个社会的和谐发展，都有着不可替代、极其重要的意义。

二、什么是艾滋病自愿咨询检测？

艾滋病自愿咨询检测（HIV Voluntary Counseling and Testing，VCT）是指怀疑发生艾滋病病毒感染风险的个人，通过咨询专业人员，在充分知情和完全保密的情况下，自愿接受 HIV 检测及相关转介和延伸服务的过程。

VCT 是我国艾滋病防治措施的重要组成部分，"国家实行艾滋病自愿咨询和自愿检测制度"被写入《艾滋病防治条例》。VCT 是我国主动发现艾滋病病例的一项重要手段，也是预防艾滋病传播和蔓延的有效措施。VCT 是在自愿的前提下开展的咨询与检测服务，并不是所有求询者均需接受 HIV 检测。

咨询是通过 VCT 门诊（点）的咨询员与求询者的沟通，在充分了解求询者相关情况的基础上，结合工作人员艾滋病防治专业知识和防治工作经验，对求询者提供帮助和支持的过程。世界卫生组织（World Health Organization，WHO）对艾滋病咨询的定义是："艾滋病咨询是求询者和咨询员之间在保密情况下的谈话，目的是使求询者能够应对 HIV 感染带来的紧张压力，能做出自己个人的决定。咨询过程应包括对求询者感染危险的评价并建议其实施减少 HIV 感染或传播的行为。"因此，要求咨询员在提供咨询过程中，倾听求询者内心的恐惧、担心、困扰、想法和情感，为其提供有关 HIV 感染、传播、检测方面的知识及艾滋病防治可利用的相关信息，减轻求询者心理压力，使其自主地减少 HIV 传播的高危行为，增强求询者健康意识和责任感。艾滋病的咨询要求以艾

滋病防治工作为中心，咨询员要建立服务意识，通过倾听与交谈确定求询者的问题并进行评估，在充分考虑到求询者人际关系、文化程度、社会背景等的基础上，给予求询者选择解决问题的建议。

艾滋病咨询包含检测前咨询、检测后咨询以及相关的治疗、暴露前后预防、性病诊疗等转介与延伸服务。检测是在自愿的前提下为求询者提供 HIV 相关检测服务，对个体是否感染 HIV 做出的实验室诊断，同时为求询者提供梅毒螺旋体与丙型肝炎病毒（Hepatitis C Virus，HCV）感染状况的检测服务。

咨询和检测在艾滋病防治工作中具有相互促进、互为补充的关系和作用。首先，通过检测前咨询，可促进有 HIV 感染风险的求询者进行 HIV 检测；其次，检测结果作为检测后咨询的基础，可为更有针对性的开展检测后咨询提供依据；再次，检测后咨询是检测的进一步延续，通过检测后咨询，可为检测后的个体制定个性化的健康教育处方并提供有针对性的转介与延伸服务；最终，两者相辅相成，达到未感染 HIV 的求询者避免感染，已感染 HIV 的求询者不再感染他人并及时接受抗病毒治疗等服务的目的。

VCT 工作涉及艾滋病的宣传教育、检测、治疗、行为干预等诸多方面，在艾滋病防治工作中主要发挥以下作用：

1. 帮助求询者正确认识艾滋病，推广行为干预措施，促使高危行为者改变危险行为，减少 HIV 传播。

2. 帮助求询者了解 HIV 检测的意义，促使其接受 HIV 检测，确定其 HIV 感染状况，及时发现 HIV 感染者 /AIDS 病人，为其提供干预服务，预防 HIV 传播与蔓延。

3. 帮助 HIV 感染者 /AIDS 病人了解国家艾滋病防治政策，并提供本地可利用的服务信息，明确其相关权利和义务。动员其接触者尽快接受检测，以便尽早发现 HIV 感染者 /AIDS 病人并及时采取干预措施。

4. 作为艾滋病防治工作的切入点和纽带，为高危人群和重点人群提供咨

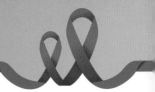

询、检测及转介等服务。

5. 有利于动员求询者性伴或配偶接受艾滋病咨询检测，及时发现病例，有效预防和阻断，避免二代传播。

6. 有利于提高梅毒和丙肝检测率，促进梅毒和丙肝患者的发现及治疗，减少传播。

7. 有利于加强艾滋病防治各机构之间的联系，促进艾滋病防治各机构的配合和工作开展。

8. 有利于减少歧视和全社会对艾滋病的恐惧，营造全社会携手共抗艾滋病的良好局面，促进艾滋病防治工作深入持续开展。

三、哪些行为有感染风险？

HIV 暴露是破损的皮肤或黏膜直接接触到了 HIV，在这种情况下，病毒可以通过破损的皮肤或黏膜进入到人体，有可能造成接触者感染。（黏膜：口腔黏膜、眼睑黏膜、鼻黏膜、胃肠道黏膜、阴道黏膜等）

常见的 HIV 暴露场景包括无保护性行为、与他人共用静脉注射针具、接受不规范的医疗操作（不规范输血）。我们破损的皮肤或黏膜可能会接触到 HIV 感染者具有高传染性的精液、阴道分泌液及血液，从而发生 HIV 感染。

四、发生高危性行为有后悔药吗？

发生高危性行为后 72 小时前往定点医疗机构进行评估阻断，能够有效降低 HIV 感染风险。还有一种方法，在高危性行为之前服用药物也能降低感染风险，这就是 HIV 暴露前预防和暴露后阻断。

暴露前预防是指 HIV 抗体阴性人群在发生高危性行为之前通过提前服用抗逆转录病毒药物，降低 HIV 感染风险。

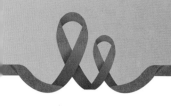

目前的用药方案：

方案一：每日服用。世界卫生组织、美国疾控中心、欧洲主要国家等普遍推荐的服用方法，即每天口服一片药物，坚持服用。

方案二：按需服用（事件驱动型）。世界卫生组织、加拿大、欧洲在最新发布的指南里做了推荐。建议在高危行为前 2—24 小时口服 2 片，然后在首次服药后的 24 小时和 48 小时再各吃 1 片。

注意：方案二仅适用于男性性行为者，且高危行为不频繁者（例如，平均每周高危行为少于 2 次）。如果在服药期间又发生了高危行为，可以在此期间一直持续每天服 1 片药物，直到最后 1 次高危行为后再服 2 天。

HIV 暴露后预防（PEP）方案：

HIV 暴露后预防（PEP）方案的具体实施步骤主要包括以下几点：

第一步，及时评估风险。在发生可能导致艾滋病病毒暴露的行为后，尽快对暴露情况进行评估，确定是否需要进行 PEP。

第二步，尽早开始服药。一般要求在暴露后 72 小时内开始服药，最好能在 24 小时内启动，时间越短效果越好。

第三步，选择合适的药物方案。通常会使用几种抗病毒药物联合的方案，具体药物的选择和组合需根据实际情况确定。

第四步，按医嘱规律服药。严格按照规定的剂量和时间服药，不能随意中断或漏服，通常需要连续服药 28 天。

第五步，定期随访和检测。在服药期间及之后，需要按要求进行随访，包括检查药物副作用、监测身体状况等，同时还需进行相关的艾滋病检测，以确定是否成功预防。

第六步，关注身体反应。密切观察服药期间是否有不良反应，如出现严重不适及时与医生沟通并处理。

第七步，保持健康生活方式。在整个过程中，保持良好的生活习惯，如合

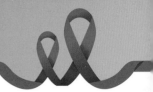

理饮食、适量运动、避免其他可能影响健康的行为。

需要注意的是，PEP 并不能 100% 保证预防成功，只是降低感染风险的重要措施，但及时正确地实施 PEP 对于预防艾滋病感染有着重要意义。如果对具体步骤或相关问题有疑问，应及时咨询专业医生。

以下是一些可能会影响艾滋病暴露后预防（PEP）方案效果的因素：

开始服药的时间：开始服药越晚，效果可能越差，如超过 72 小时，效果会大打折扣。

服药的依从性：能否严格按照要求规律、全程服药至关重要，如果漏服或不规律服药，会显著影响效果。

暴露的严重程度：比如暴露源的病毒载量较高、暴露方式较为危险（如大量血液接触等），可能会加大预防的难度。

个体的基础健康状况：如果本身存在严重的基础疾病或免疫功能低下，可能对药物的反应和效果产生影响。

药物相互作用：正在使用的其他药物可能与 PEP 药物发生相互作用，干扰药效发挥。

耐药情况：如果暴露源存在耐药株，可能影响 PEP 的效果。

不良生活方式：在服药期间持续存在不健康的生活方式，如过度饮酒、吸烟、频繁熬夜等，可能对身体状况和药物效果产生不利影响。

在家庭中可以通过以下方式来提高艾滋病 PEP 方案的依从性：

家庭成员要给予充分的理解、支持与关爱，让患者感受到温暖和依靠，增强其坚持治疗的信心和动力。

家人可以协助患者设置服药提醒，比如在手机上设置多个提醒闹钟，确保患者不会忘记服药时间。

帮助患者养成良好的服药习惯，如将药物放在显眼的位置，提醒患者按时服用。

家人应与患者一起了解 PEP 方案的具体内容和重要性，以便更好地监督和鼓励患者。

共同制订一个服药计划，将服药时间融入日常生活规律中，使其更容易执行。

在患者服药期间，家人要注意观察患者的情绪和身体变化，及时发现可能出现的问题并给予关心和疏导。

鼓励患者记录服药情况，便于自我监督和医生了解。

家人自身也要加强相关知识的学习，以便能正确解答患者的疑问和担忧。

营造一个轻松、积极的家庭氛围，让患者在心理上没有负担，更愿意主动配合服药。

当患者表现出良好的依从性时，家人要及时给予肯定和表扬，强化其积极行为。

艾滋病治疗按时规范服药具有极其重大的意义。按时规范服药能最大限度地抑制病毒复制，有效地控制病情进展，降低病毒载量，如此一来感染者的身体状况可保持相对稳定，减少机会性感染等并发症的发生几率，进而提高感染者的生活质量，让他们能像正常人一样进行日常活动和工作；同时有助于维持免疫系统的功能，持续规范的服药可减少对免疫系统的损害，使免疫系统能在一定程度上发挥作用，增强身体的抵抗力，降低患病风险；而且按时规范服药可大大降低病毒的传染性，当感染者体内的病毒得到有效控制后，传播给他人的风险显著降低，对防止艾滋病的进一步传播扩散意义重大；另外这也是提高治疗效果和生存率的关键，只有严格按照要求服药，才能确保药物发挥最佳作用，延长感染者的生存时间，为他们带来更多生存希望和机会；最后对于整个艾滋病防控工作而言，感染者按时规范服药有利于稳定病情，减少公共卫生负担，使防控工作能更加高效地开展，同时也能为艾滋病的治疗研究提供更好的数据和经验支持，推动治疗技术的不断进步。总之，艾滋病治疗按时规范服药

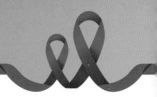

对于感染者个人的健康和社会的公共卫生安全都有着不可估量的重要意义。

五、怎样才能避免感染艾滋病?

虽然到目前为止我们人类尚未找到一种能够完全治愈艾滋病的有效方法，但是值得庆幸的是，我们依然可以通过多种方式来对其进行有效的预防。

首先，始终保持洁身自爱，严格遵守性道德规范，这是预防艾滋病最为根本且关键的方法。这意味着我们要树立正确的价值观，对自己的行为负责，避免不道德的性行为发生。其次，在进行性行为时，务必确保其安全性，每一次发生性行为都要正确且规范地使用避孕套。避孕套就如同一道坚固的防线，能够在很大限度上降低病毒传播的可能性。再者，一旦发现患有性病，要做到及时且规范地进行治疗，因为如果性病得不到妥善处理，会极大地增加感染 HIV 的可能性。另外，要尽量避免不必要的输血和注射行为，而在进行任何穿破皮肤的行为时，必须保证使用的用具经过了极其严格的消毒处理，这是防止通过血液途径感染艾滋病的重要环节。同时，要坚决戒断毒品，绝对不能共用注射器来注射毒品，因为这是感染艾滋病的一个极为高危的行为。最后，还要极力避免母婴传播，这对于保护新生命的健康有着极其重大的意义，比如可以通过科学合理地采取抗病毒药物干预等相关措施来阻断这种传播。

以上这些预防艾滋病的要点和措施都非常重要且具有实际意义。例如，在广泛开展的性教育活动中，着重强调正确使用避孕套的极端重要性，让人们深刻认识到其对于预防艾滋病的关键作用；在各个医疗机构中，严格执行各项消毒规范以及输血流程，确保医疗行为的安全性；在大力开展的禁毒宣传活动中，突出强调共用注射器带来的巨大危害等。通过这些全面而深入的工作，可以显著提高公众对于艾滋病的防范意识，进而有效地降低艾滋病的感染率，为人类的健康和社会的稳定作出重要贡献。